Veröffentlichungen aus der
Forschungsstelle für Theoretische Pathologie
(Professor Dr. med. Dr. phil. Dr. h. c. H. Schipperges)
der Heidelberger Akademie der Wissenschaften

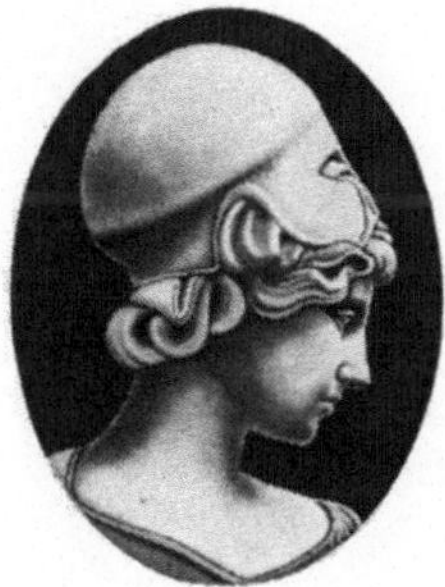

H. Schipperges

Historische Konzepte einer Theoretischen Pathologie

Handschriftenstudien
zur Medizin des späten Mittelalters
und der frühen Neuzeit

Mit 21 Abbildungen

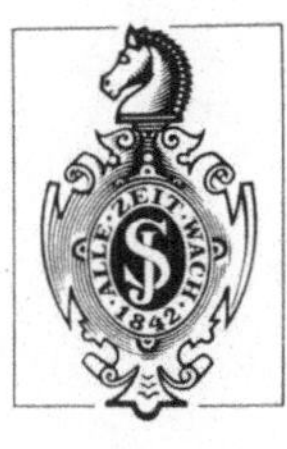

Springer-Verlag
Berlin Heidelberg New York Tokyo 1983

Professor Dr. med. Dr. phil. Dr. h. c. Heinrich Schipperges
Direktor des Instituts für Geschichte der Medizin
der Universität Heidelberg
Im Neuenheimer Feld 305, 6900 Heidelberg

CIP-Kurztitelaufnahme der Deutschen Bibliothek
Schipperges, Heinrich:
Historische Konzepte einer Theoretischen Pathologie: Hs.-Studien zur Medizin d. späten
Mittelalters u. d. frühen Neuzeit / H. Schipperges. – Berlin; Heidelberg; New York; Tokyo:
Springer, 1983
(Veröffentlichungen aus der Forschungsstelle für Theoretische Pathologie der Heidelberger
Akademie der Wissenschaften)

ISBN-13: 978-3-642-69438-7   e-ISBN-13: 978-3-642-69437-0
DOI: 10.1007/978-3-642-69437-0

Satz und Druck: Zechnersche Buchdruckerei, Speyer
Bindearbeiten: J. Schäffer OHG Grünstadt

2125/3140-543210

Vorwort

Die vorliegende Studie zur „Theoretischen Pathologie"
geht auf langjährige Handschriftenanalysen zur griechisch-arabischen Medizin zurück, die ich – mit Unterstüt-
zung der Deutschen Forschungsgemeinschaft – in den
Jahren 1967, 1971 und 1977 im Rahmen von vorlesungsfreien Forschungssemestern in spanischen Bibliotheken
durchführen konnte. Gegenstand der Handschriftenstudien waren die Rezeption des griechisch-arabischen Bildungsgutes und die darauf folgende Assimilation in der
Medizin der lateinischen Scholastik. Aufgezeigt werden
sollte damit ein ungewöhnlich verwickelter Bildungspro-
zeß, der zwischen dem 12. und 18. Jahrhundert vor sich
ging und der erst noch aus den Quellen erschlossen sein
will. Was nämlich hinter der Polemik um „Galenismus"
und „Arabismus" erwächst, ist keineswegs eine der Assimilation oder Dissoziation folgende Integrierung, sondern
ein sehr subjektiv gehaltener Eklektizismus, der aus
neuem und altem Wissen das Beste herauszulesen
versuchte. Hierbei lassen sich die von uns herausgestellten
heuristischen Modelle durchaus als eigenständige Wissensbereiche erkennen, wie nicht nur aus ihrer thematischen Verwurzelung und ihrer Wirkungsgeschichte hervorgeht, sondern auch aus ihrer formalen Verankerung in
das scholastische Wissenschaftsschema von „Theorica et
Practica".

Es bleibt kritisch zu bemerken, daß diese Handschrif-
tenserie keineswegs als repräsentativ gelten kann, daß sie
aber gleichwohl eine signifikante Bedeutung gewinnt,
wenn man sie mit den Beständen anderer europäischer Bibliotheken vergleicht. Als vorläufiges Ergebnis darf festge-
halten werden, daß den bisher vernachlässigten Wissensbereichen größeres Eigengewicht beigemessen werden
muß, daß die sog. „Geheimwissenschaften" unerläßlich
sind für die Quellen- und Wirkungsgeschichte gerade der
abendländischen Medizin und hier besonders der Theoretischen Pathologie.

Der Verfasser fühlt sich zahlreichen Kollegen zu blei-
bendem Dank verpflichtet: in erster Linie Herrn Professor
Laín Entralgo aus Madrid, sowie seinen stets hilfsbereiten

Schülern, die ihm die oft schwer zugänglichen Quellenge-
biete in liebenswürdiger Selbstlosigkeit erschlossen haben,
ferner den mich lange Jahre begleitenden Fachreferenten
der Deutschen Forschungsgemeinschaft, nicht zuletzt
Herrn Professor Doerr, dem Leiter der Kommission für
Theoretische Pathologie, für seine methodische Offenheit,
seine kritische Begleitung und tatkräftige Förderung der
Drucklegung.

Heidelberg, im März 1983   Heinrich Schipperges

Inhalt

1 Einführung

1.1 Thematik und Abgrenzung des Themas

Wenn in der folgenden Untersuchung von historischen Konzepten einer Theoretischen Pathologie die Rede sein wird, dann ist damit ein Zeitraum angesprochen, der jenseits von Aufklärung, Renaissance und Humanismus liegt, ist ein Weltbild gemeint, das keinen Eingang fand in den Buchdruck und damit in unsere Hand- und Lehrbücher, eine Welt vielmehr, die aus den Handschriften erst erschlossen werden muß und die gleichwohl Jahrhunderte des abendländischen Geistes geprägt hat: in allen Wissensbereichen, in der Medizin insbesondere und hier noch einmal bevorzugt in der Pathologie, dem „logos" von „pathos".

Wir wissen aus der neueren Wissenschaftsgeschichte zwar, daß es neben den humoralpathologischen oder rein morphologisch unterbauten Krankheitstheorien vom späten Mittelalter bis weit in das 18. Jahrhundert hinein eine kraftvolle Strömung gab, die wir zunächst einmal mit einem Schlagwort die „hermetische" nennen sollten. Kein Zweifel auch, daß der neuzeitliche Hermetismus, abgeleitet vom legendären „Hermes Trismegistos", auf zahlreichen Gebieten der Religions- und Kulturgeschichte eingehend untersucht wurde, kaum aber von der Medizingeschichte und schon gar nicht als einer der tragenden Krankheitskonzeptionen, was um so verwunderlicher ist, als wir in dieser durch und durch anthropomorphen Interpretation eine der faszinierendsten Deutungen von Gesundheit, Krankgewordensein und Heilwerden zu erwarten haben.

Nun sind „historische Konzepte" selbstverständlich „vorwissenschaftliche" Bilder, aus einem Welt-Bild, in welchem das Prinzip der naturwissenschaftlichen Methodik nicht zum Tragen kommen konnte, ein Konzept demnach, deutlich abzugrenzen gegen das heute vorherrschende Paradigma. Und von einer „Theoretischen Pathologie" sprechen wir, weil eben nicht der pragmatische Bereich der offiziellen Medizin zur Debatte steht, sondern ein verborgener, auch von unserer Wissenschaftsgeschichte eher verdrängter Habitus, wie wir ihn als den „hermetischen" begreifen. Kein Wunder, daß man in „Hermes" mythische Gestalten wie Adam und Moses oder den ägyptischen Heil-Gott Thot zu erkennen glaubte und damit eine Urweisheit, die „Cabala vera", eine Pansophie, am ehesten zu deuten aus jenem allgegenwärtigen Buch der Natur, das uns auch ein Bild vom leidenden Menschen vermittelt.

Die Konzeption dieser Theoretischen Pathologie unterliegt offensichtlich einem Bildgedanken (vom Mikrokosmos, der Säfteharmonik, einer Kosmopathie), der mit der Cartesianischen Objekt-Subjekt-Spaltung weitgehend verlorenging, wenngleich der Grundgedanke einer Analogie von Mensch und Welt sich halten konnte bis in die modernen Entwürfe einer anthropologisch orientierten Medizin!

Wir stehen heute, am Ende des 20. Jahrhunderts, längst nicht mehr auf dem Standpunkt, den Hugo Ribbert, damals Pathologe in Zürich, im Jahre 1899 noch vertreten konnte, wenn er meint: Man könne das 16. Jahrhundert unbedenklich anschließen an das zweite Jahrhundert, ohne irgendetwas „für die Entwicklung der theoretischen Anschauungen" entbehren zu müssen. Eine der Ursachen dafür, daß die Theoretische Pathologie während eines Zeitraumes von anderthalb Jahrtausenden keine „wesentliche Förderung" erfahren habe, sieht Ribbert darin, „daß bahnbrechende Männer während dieser Zeit nicht aufgetreten sind". Wir haben unsere Untersuchungen denn auch keineswegs auf Männer gestützt, die Bahnen gebrochen haben. Wir sind eher den Bahnen selber nachgegangen, um auf Quellen zu stoßen.

Ich berufe mich bei meiner Analyse ausschließlich auf Quellen erster Hand, in erster Linie auf Handschriften und Frühdrucke, wie ich sie im Verlaufe von drei vorlesungsfreien Forschungssemestern in spanischen Bibliotheken gefunden habe, in Madrid und Salamanca, in Toledo, Granada und im Escorial, insgesamt an die 800 Handschriften, aus dem 13. bis 18. Jahrhundert, wobei die naturphilosophischen Grundschriften im Verlaufe des 14. Jahrhunderts abgelöst werden von mehr pragmatisch orientierten „Medicinalia", die sich dann im 16. und 17. Jahrhundert wiederum verzweigen einerseits in die „Magica" und andererseits in die „Physica". Vor diesem wissenschaftshistorischen Hintergrund erst lassen sich nun auch die Konzepte einer Theoretischen Pathologie deutlicher profilieren, wobei wir den Begriff „Pathologie" als „logos" von „pathos" so weit wie möglich fassen wollen, so weit jedenfalls, daß er uns zum Modell werden kann nicht nur für die morphologische Struktur und die funktionellen Abläufe, sondern auch für einen damit unmittelbar verbundenen adäquaten Therapieplan.

Damit wären wir der Thematik und ihrer Disposition schon ganz nahe gekommen: Mit dem naturphilosophischen Hintergrund gewinnen wir in der Eukrasie der Elementarkräfte ein mehr physiologisches Grundkonzept. Mit der Zeitgestalt des astrologischen Denkens lassen sich am ehesten die pathologischen Phänomene der Dyskrasie und Dysplasie deuten. Über die alchymischen Prozeduren werden wir schließlich auf den Weg einer therapeutischen Strategie gesetzt, die nichts anderes zu bieten versprach als die Restauration des elementaren Gleichgewichts. Das pathologische Moment tangiert dabei alle Bereiche der Natur, der Gesellschaft, der Geschichte. Zugleich wäre unter diesem Aspekt vielleicht auch ein kleiner Beitrag zu erwarten zum längst nicht ausgestandenen Akademie-Streit über das Theoretische in der Pathologie.

Ich konzentriere mich bei diesen Studien demnach auf drei Bereiche: 1. den naturphilosophischen Hintergrund einer Theoretischen Pathologie, wie er repräsentiert wurde von der alten „Magia Naturalis", 2. das kosmologische Grundkonzept, wie es uns die „Astrologia Medica" vermittelt, 3. die pathogenetisch-therapeutische Sinngestalt, als die Essenz Theoretischer Pathologie, wie sie uns interpretiert wird durch das, was die Alten „Alchimia Medica" nannten oder auch das „Opus magnum". Abschließend sollte ich dann noch in aller Kürze auf den Paradigmawechsel der theoretischen Konzepte eingehen, wie er sich bereits im Raume dieser „vorwissenschaftlichen" Pathologie ereignet hat und nicht – wie in den medizinhistorischen Lehrbüchern dokumentiert – bei den repräsentativen Vertretern der Pathologischen Morphologie der Mitte des 19. Jahrhunderts.

Wir haben uns mit dem Thema unseres Forschungsprojektes von vornherein in ein Gelände begeben, das als „vorwissenschaftlich" bezeichnet werden muß, das aber dennoch der besonderen Beachtung der Wissenschaftsgeschichte wert sein dürfte. Daß Naturphilosophie und Naturforschung unvereinbar sein müßten, beruht auf einem Vorurteil von Naturwissenschaftlern der älteren Generation. Die moderne Wissenschaftsgeschichte jedenfalls hat von den historischen Methoden des 19. Jahrhunderts Abschied genommen, einer Historik, die geschichtliche Sachverhalte lediglich vom gegenwärtigen Stand der Forschung zurückzuspiegeln versuchte. Darüber hinaus ist gerade in den letzten Jahrzehnten die Wissenschaftsgeschichte wesentlich bereichert worden durch sozialgeschichtliche wie auch wissenschaftssoziologische Fragestellungen (vgl. Ströker, 1982).

Was uns an diesen handschriftlichen Fragmenten durchlaufend interessieren mußte, waren zunächst die so ungemein vielfältigen Erscheinungsweisen von Kranksein, hinter denen sich jeweils ein allgemeines Grundphänomen menschlicher Existenz verbirgt. Gesundheit und Krankheit, Hinfälligkeit und Hilfesuchverhalten gehören – so scheint es – ebenso zu den anthropologischen Grundfiguren, wie sie andererseits wiederum abhängig erscheinen vom jeweiligen soziokulturellen Kontext. Immer aber geht es um sehr konkrete Erfahrungen, wie sie Menschen im Laufe der Menschheitsgeschichte mit Krankheit gemacht und dokumentiert haben.

Makrokosmos und Mikrokosmos stehen hier noch in einem naturhaften Elementargefüge. Nur so konnte die Astrologie zur Wissenschaft der Wissenschaften werden, zum „Fundament der Erkenntnis schlechthin" (Steinlein, 1915), zur Wissenschaft von einem universalen Kausalnexus, der nun auch im pathogenetischen Denken wirksam werden mußte. Von diesen Zusammenhängen hat die positivistische Geschichtschreibung, bei allen Einblicken in die Entwicklung der modernen Pathologischen Anatomie, nur wenig verstanden. Ohne diese Überschau aber bleiben wir blind für die Konzepte einer Theoretischen Pathologie.

Die Pathologie – so der Heidelberger Pathologe Paul Ernst (1928) – „ist heute keine reine Zellularpathologie mehr, aber nicht, weil die zelluläre Doktrin falsch oder überwunden wäre, sondern weil die Pathologie nicht aus *einem* Prinzip abzuleiten ist; denn Pathologie ist die Variation des Themas, und Variationen sind unendlich"! Was uns an Material aus den Handschriften zugeflossen ist, ergab sich mehr und mehr als Variationen auf ein Thema, die Thematik einer Theoretischen Pathologie nämlich, wobei wir mit Paul Ernst bekennen dürfen, daß der Variationen unendliche sind.

Was wir mit diesem „logos" von „pathos" suchen, ist die volle und unverkürzte Wirklichkeit des kranken Menschen, sein Wachstum, seine Entwicklung, seine Alterung und Reifung bis zum Tode. Hier geht es weniger um eine Theorie der Krankheit als um die Anthropologie des Krankhaften. Theoretische Pathologie wäre nichts anderes als „Anthropopathologie".

Im Zentrum der vorliegenden Studien sollten daher jene anthropologisch-kosmologischen Grundkonzepte stehen, die im Mittelalter grundgelegt waren und mit der Neuzeit mehr und mehr verdrängt wurden, um erst von der modernen Wissenschaftsgeschichte wieder entdeckt zu werden.

Es waren somit in erster Linie die heuristischen Felder der im Entstehen neuer Wissenschaften vergessenen und verdrängten Wissenschaften, die sich als Thema anboten. Während nämlich die *Rezeption* des arabisch-griechischen Bildungsgutes systematisch und adäquat erfolgt war und auch die *Assimilation* unter dem Zeichen des „neuen Aristoteles" sich als umfassend und erfolgreich erwies, wurde die endgültige *Integration* des alten und neuen Wissens nur halbherzig durchgeführt und muß letztlich als gescheitert angesehen werden.

1.2 Historiographischer Überblick

Um Gegenstand und Zeitraum unserer Untersuchung deutlicher in den Blick zu bekommen, dürften wir gut beraten sein, wenn wir das Urteil älterer Historiographen und ihre kritische Einstellung zur Kenntnis nehmen würden. Eine historiographische Gesamtdarstellung des Themenkreises müßte dabei einer eigenen Studie vorbehalten bleiben. Wir beschränken uns daher auf drei exemplarische Ausschnitte: 1. auf die Kritik der Aufklärung, 2. auf das historiographische Urteil Goethes und 3. auf die Kritik der Theoretischen Pathologie bei Rudolf Virchow.

Mit der hierbei sicherlich zu erwartenden widersprüchlichen Beurteilung einer bestimmten Epoche hoffen wir im Leser eine gewisse, für das Verständnis notwendige methodologische Beweglichkeit zu erwecken. Denn auch Cartesius – so Goethe in den „Maximen und Reflexionen", Nr. 1216/17 – „schrieb sein Buch De Methodo einige Male um, und wie es jetzt liegt, kann es uns doch nichts helfen. Jeder, der eine Zeitlang auf dem redlichen Forschen verharrt, muß seine Methode irgendeinmal umändern". Wir hätten, so Goethe, alle Ursache, gerade hierauf zu achten!

1.2.1 Historiographische Kritik der Aufklärung

In seinem „Versuch einer Geschichte der Cultur des menschlichen Geschlechtes" (1782) gab J. Chr. Adelung eine so eigenwillige wie typisch aufgeklärte Periodisierung der Weltgeschichte. Die Überschriften der einzelnen Epochen lauten: Zeit bis zur Sindflut: „Der Mensch als Embryo"; Zeit bis zu Moses: „–der Cultur nach ein Kind"; die Zeit bis zu den Griechen: „Das menschliche Geschlecht ein Knabe" und schließlich – vom 16. Jahrhundert bis auf unsere Zeiten –: „Der Mann im aufgeklärten Genusse". Von dieser seiner Höhe der Zeit aus konnte Adelung auch wenig später – 1785 – die Alchimie als eine „Geschichte der menschlichen Narrheit" beschreiben.

Einen säkularen historiographischen Einschnitt haben wir denn auch erst von der späten Aufklärung zu erwarten, die ja ihrem Wesen nach anti-hermetisch eingestellt ist. Exemplarisch für die aufgeklärte Einstellung ist die „Historisch-kritische Untersuchung der Alchemie" (Weimar 1777) von Johann Christian Wiegleb, der bereits im Untertitel Alchemie mit „eingebildeter Goldmacherkunst" gleichgesetzt hatte. Alchimie wird angesehen als die eingebildete „Kunst, die unedlen Metalle in edle, nämlich in Gold und Silber zu verwandeln", um so uneingeschränkte Macht über die Natur zu erlangen –, ein auch heute noch gängiges Vorurteil, das uns zeigt, wie wenig wir aus dem Schatten der Aufklärung herausgetreten sind. Wieglebs Kritik ist getragen von der positivistischen Idee des Fortschritts, die sich stetig angebahnt habe, um in den Tagen der Aufklärung durchzubrechen: „da endlich aber in der Arzeneykunst, wie in der Naturlehre überhaupt, der Tag anbrach ..." (Vorrede). Gezeigt werden lediglich „alchemistische Historien", aber keine „Geschichte der Alchemie" (Goltz, 1971).

Friedrich Joseph Wilhelm Schröder (1773–1778), Medizinprofessor in Marburg, schreibt um die gleiche Zeit eine hermetisch orientierte „Physikalische Theorie der Empfindungen" (Quedlinburg 1764), darin er argumentiert: Das System eines einzelnen Mannes oder eine Richtung kann unmöglich das System der Natur sein. Dennoch ist die Natur ohne System gar nicht denkbar. Jedes menschliche System bleibt partikular, allgemein ist allein das der Natur immanente System. Daraus schließt Schröder: „Wer gar nicht systematisch denken kann, der bleibe von der Erforschung der Geheimnisse der Natur weg und begnüge sich mit dem, was er von den Arcanisten erlernt".

Hier wird bereits der Begriff der „Natur" angesprochen, der bei allen Historiographen der Aufklärung eine so entscheidende Rolle spielen sollte und der nicht von ungefähr zur Basis einer sich mehr und mehr empirisch verstehenden Physiologie werden konnte. Die Physiologie aber blieb unvollkommen, seit man die „geistige Natur" von ihr trennte; des weiteren erwies sich nachteilig die Trennung von der Pathologie, einer physiologisch zu begründenden Theoretischen Pathologie. So Karl Georg Neumann in seinem zweibändigen Werk „Von der Natur des Menschen" (1815/1818).

Seit dem 18. Jahrhundert begnügte sich denn auch die Theoretische Pathologie mehr und mehr mit einer nominalistischen Systemisierung von Krankheiten, mit einer bloßen Nosologie. Im Zuge dieser eher deskriptiven Pathologie finden wir das System von Sauvages (1731) sowie Sydenhams „Nosalgia methodica" (1763), ferner die Darlegungen von Cullen, Plouquet u. a., die alle auf empirischer Basis eine gewisse theoretische Autonomie erstrebten, wie sie der Aufklärung eigentümlich war.

Friedrich Creutzer noch wußte seinen „Aufgeklärten" ins Stammbuch zu schreiben: „Es ist bequemer, im schmeichelnden Selbstgefühl eigener Mündigkeit auf jene Bilderwelt verachtend herabzublicken, als in ihr bleibende Naturgesetze des Geistes aufzusuchen" (Deutsche Schriften, 3. Abt.: Die historische Kunst der Griechen. Leipzig 1845, S. 10). Aufgesucht werden müßte daher endlich einmal jener universelle Ideenwebstuhl: wohl gefügt mit Zettel und Einschlag, voller Gefahr aber auch dort, wo diese Ideen vater- und mutterlos werden, wo das Chaos einbricht oder das Giftige wirksam wird und alles, was Leben zerstört. Denn: „Alle Versuche, die Probleme der Natur zu lösen" – so Goethe –, „sind eigentlich nur Konflikte der Denkkraft mit der Anschauung".

1.2.2 *Wissenschaftshistorischer Rückblick bei Goethe*

Eine in weiten Feldern idealtypisch vorgezeichnete historiographische Übersicht, die immer wieder mit biographischen Materialien bereichert wurde, verdanken wir Goethe. Ausgehend von dem Grundsatz, „daß die Geschichte der Wissenschaft die Wissenschaft selbst sei" (Vorwort zur Farbenlehre), versucht Goethe, „die Vorzüge der Vergangenheit" kritisch zu würdigen und kommt dabei zu einer eigenständigen Periodisierung der Wissenschaftsgeschichte in kindliche, empirische, dogmatische und ideelle Epochen. Vor allem im Nachlaß finden sich zahlreiche Schemata, die überschrieben sind mit „Epochen der Wissenschaften", gegliedert in: kindliche, empirische, dogmatische und ideelle Epochen (vgl. Groth, 1972, S. 159–182).

Geschichte wird dabei höchst eigenwillig aufgefaßt als ein polares Hin- und Herpendeln zwischen Wahrheit und Irrtum, wobei sich „alle wahren Ansichten und alle Irrtümer" immer nur wiederholen. Während bei den Griechen die dynamistischen Vorstellungen dominierten, kam es in der Neuzeit – vor allem mit Newton – zu einer überwiegend mechanistischen Weltansicht, die Goethe wiederum durch seine „dynamische Vorstellung" zu kompensieren sucht.

Am Ende des 16. Jahrhunderts hat nach Goethe die Auseinandersetzung mit der Überlieferung ihren Höhepunkt erreicht, zu einem Zeitpunkt, wo der menschliche Geist „die alten Reichtümer aus Verlegenheit, Instinkt, ja aus Maxime wegwirft" und wo man wähnt, „man könne das Neuzuerfahrende durch bloße Erfahrung in seine Gewalt bekommen" (Gesch. d. Fl.). Besonders Galilei habe die Naturlehre „wieder in den Menschen" zurückgeführt, ohne freilich mit seinen neuen Theorien den Weg zur Aufrichtung einer neuen Autorität vermeiden zu können. Und so sah man sich bald schon wieder genötigt, „Räsonnement und Methode, Hypothese und Theorie zu Hilfe zu rufen, um schließlich die eingebildete Freiheit wieder unter das „eherne Szepter einer aufgedrungenen Autorität" zu zwingen. Mit der neuen Autorität, die sich vor allem um Newton sammelte, sei es schließlich zu einem neuen wissenschaftlichen Dogma gekommen. Ein neues Paradigma hat sich gebildet!

Bestimmte Data werden jetzt systematischer aufgebaut, gewinnen nach und nach eine Überhand und behaupten schließlich despotisch ihre Herrschaft. So beschreibt Goethe an zahlreichen Stellen die Struktur dessen, was wir heute – nach Th. S. Kuhn – als „Paradigma" bezeichnen. Und weiter – in geradezu klassischer Form –: „–– gewisse Vorstellungen werden reif durch eine Zeitreihe. Auch in verschiedenen Gärten fallen Früchte zu gleicher Zeit". Die Wissenschaftsgeschichte zeigt eben immer „gewisse Epochen", die aufeinander folgen; eine „bedeutende Ansicht" wird ausgesprochen, wird anerkannt; es finden sich Mitarbeiter, es bilden sich Schulen; alles wird „zuletzt eine Phrase" und „prägt sich als totes Wort dem Gedächtnis ein" (Hefte z. Naturwiss., 1823).

Eine eigene paradigmatische Geschichtsauffassung sucht Goethe zunächst im Bild des Kreislaufs darzustellen, in einer „Laufbahn", welche die Menschheit mehr als einmal zu durchlaufen habe. In diesem zyklischen Geschehen aber gewinnt die Spiralbewegung mehr und mehr an Bedeutung, denn selbst bei allen „scheinbaren Rückschritten" muß die Wissenschaft immer „vor-schreiten", in einem „stetigen Gange", wenn auch nicht „stufenweise", son-dern eher in einer „Spirale" (Gesch. d. Fl.). In diesem Kreislauf der Geschichte aber erweitern sich lediglich die Erfahrungen und damit das Wissen, während die Meinungen und Theorien im eingeschränkten Kreis der menschlichen Fä-higkeit eingeschlossen bleiben. Zu sehr bleibt „die wahre Einsicht in die Natur dieser Dinge" abhängig von unserer eigenen Natur, die nun einmal, „in sich selbst gehindert ist" –; denn letzten Endes „entwickelt sich wirklich alles aus den vor- und rückschreitenden Eigenschaften des menschlichen Geistes" (Goe-the an Schiller, 24. 1. 1798).

Goethe versteht letztlich die Geschichte der Wissenschaften als eine Ge-schichte des Denkens, und damit der geistigen Begebenheiten im Ablauf der Geschichte. In den „Maximen und Reflexionen" werden die beiden Dimensio-nen klar geschieden, wenn es heißt: *„Geschichte der Wissenschaft:* Was muß zu allen Zeiten den Menschen von Haus aus interessieren? Was hat man nach und nach gesucht, sich davon Rechenschaft zu geben oder sich zu behaupten? *Ge-schichte des Wissens:* Was ist dem Menschen nach und nach bekannt gewor-den? Wie hat er sich dabei und damit benommen?" (Maximen u. Reflexionen, Nr. 1381).

Nach dem historiographischen Konzept der frühen Aufklärung sieht auch Goethe in der Antike einen ersten idealen Kreis, dem – nach der „Zwischen-zeit" des Mittelalters – mit dem 16. Jahrhundert und seiner Belebung der Wis-senschaft ein neuer Ablauf folgt, der mit dem 18. Jahrhundert endet. Wegbereit-ter dieser neuen Zeit ist Roger Bacon, den Höhepunkt bildet die Schule New-tons mit ihrer zunehmenden Erstarrung der Wissenschaften. Der dritte Umlauf setzt am Ende des 18. Jahrhunderts ein und wird bestimmt von Männern, die wieder ganz von vorne anzufangen haben, „wenn sie auch in eine noch so rei-che Ernte ihrer Vorgänger geraten" (Gesch. d. Fl.).

Wichtig für unser Thema wird vor allem das der „Zwischenzeit" folgende 16. Jahrhundert, das „höchst Merkwürdiges" zu zeigen hat, „außerordentliche Individuen" wie Paracelsus oder Cardanus, aber auch „seltsame Begebenhei-ten" wie die Phänomene der Alchemie und der Magie (vgl. Gesch. d. Fl.; Kap. „Alchymisten"!).

Mit dem 16. und 17. Jahrhundert gewinnt dann mehr das Biographische an Bedeutung. Es sind die großen Geister, in denen sich die Epoche spiegelt, wie sie auch selber wiederum „epochemachend" wirken. Die Biographie dient Goethe geradezu als Mittel zur Erhellung einer Epoche: „--- eine Geschichte der Wissenschaften, insofern sie durch Menschen behandelt werden, zeigt ein ganz anderes und höchst belehrendes Ansehen, als wenn bloß Entdeckungen und Meinungen aneinandergereiht werden" (Gesch. d. Fl., Einleitung). Der Forscher wird andererseits aber auch zum Repräsentanten einer ganzen Epo-che. So heißt es von Porta, würde man seine Schriften zusammennehmen, „so würden wir in ihm das ganze Jahrhundert abgespiegelt erblicken".

Spiegelung der Vergangenheit ist nicht zuletzt für Goethe auch Spiegelung des eigenen Wesens und Wirkens, was wiederum die auffallende Bedeutung des Autobiographischen im Historiographischen erklärt und zu Goethes Ein-sicht zurückführt, daß sich in der Wissenschaftsgeschichte Grundphänomene offenbaren, die immer wieder von neuem auf Gegenwart drängen. Für das Ganze der Welt steht somit auch bei Goethe das Modell des physischen Lebens, das Urphänomen von des Menschen Leiblichkeit. Leben ist Atmen, Atmosphäre, Atemholen als Mühe, Aushauchen als Ruhe, alles aber „bloße Wirksamkeit der Natur". Gleicherweise ist Leben „Atmung"; Lebensmittel dienen als Lebenskraft. So erklärt sich denn auch das Pathische, das „Hingerissensein", das nicht denkbar wäre ohne ein Anderes, das mich trifft, betrifft und betroffen sein läßt.

Es ist immer die Gestalt im Wandel, die wir suchen und finden –: Morphologisches und Metamorphotisches, was beispielhaft darzustellen versucht wurde am historiographischen Schema Goethes.

1.2.3 Virchow's Kritik der Theoretischen Pathologie

Als drittes Beispiel einer zeitgenössischen historiographischen Übersicht haben wir die wissenschaftshistorischen Erläuterungen aus dem Werk von Rudolf Virchow herausgesucht, die uns zugleich in exemplarischer Weise als eine Kritik der „vorwissenschaftlichen" Theoretischen Pathologie erscheinen. Wir beschränken uns auch hier auf einige paradigmatische Ausschnitte.

Auf seiner denkwürdigen Rede vor der Royal Society zu London gab Rudolf Virchow 1893 einen weitgefaßten Überblick über „die moderne Medizin in ihren Grundzügen". Den Sturz „der alten Medizin, der sogenannten Humoralpathologie", datiert Virchow auf den Beginn des 16. Jahrhunderts. Andreas Vesalius habe erstmals die Anatomie zur exakten Wissenschaft gemacht und damit „mit einem Schlage der Medizin eine solide Grundlage" gegeben. Ein weiterer „Hauptschlag gegen die alte Medizin" wurde von Paracelsus geführt, der die Säftelehre auf eine chemische Grundlage gestellt, zugleich aber mit dem „phantastischen Spiritualismus des Orients" die Keime eines „unseligen Zwiespaltes" gelegt habe, die bis in die neueste Zeit hinein zu einem „erbitterten Streit der Schulen" geführt hat.

Damit ist das Urteil über die Konzeptionen einer Theoretischen Pathologie bereits vorgezeichnet:

▶ *Vesal* stellte die Pathologie auf ihre anatomische Grundlage, indem er von der „Beobachtung der tatsächlichen Verhältnisse" ausging;
▶ *Paracelsus* forderte die „Contemplation", berief sich auf metaphysische Konstruktionen und entfesselte so „unter seinen Nachfolgern einem wilden und vollkommen fruchtlosen Mystizismus".

Gleichwohl versucht Virchow, dem „gesunden Kern" gerecht zu werden, der seiner Meinung nach in all diesen Kontemplationen über den „Begriff des Lebens" verborgen liegt. Dieser Kern habe sich bei Hippokrates bereits entfaltet, da er für „Leben" den Begriff „physis" wählte. Noch für Paracelsus habe die Natur – als „archaeus" mit ihrem „spiritus rector" – als belebt gegolten. Dieser Vitalismus fände sich noch im „System des Animismus" bei Georg Ernst Stahl und habe viel dazu beigetragen, „selbst bis heute die Köpfe zu verwirren und zu verführen" (Virchow, 1893).

Neben dem Aufbau des anatomischen Zeitalters sieht Virchow die Konzeption einer neuen Theoretischen Pathologie vor allem im Einbau der experimentellen Methode in die Physiologie. William Harvey habe dem Galenismus die letzte Stütze geraubt, indem er die Tätigkeit des Herzens als eine „absolut mechanische" bewies. Gleichzeitig habe auch eine Entwicklung der „kontemplativen" Seite stattgefunden, die Entdeckung der Reizbarkeit (Irritabilität) durch Francis Glisson, wobei Virchow hinweist auf dessen „Tractatus de natura substantiae energetica seu de vita naturae ejusque tribus primis facultatibus, perceptiva, appetitiva et motiva" (London 1672), während Glisson seinerseits wieder zurückverwiesen haben auf den „Archaeus" van Helmont's und seine „Vis plastica".

Damit deuten sich bereits – nach ihrer Quellen- wie Wirkungsgeschichte – zwei dominierende Traditionsstränge an: der eine, der morphologisch unterbaute Weg geht von Vesal über Harvey; die zweite, eher spekulativ orientierte Bahn geht von Paracelsus über van Helmont zu Glisson. Den jahrtausendealten Kampf der humoral- und solidarpathologischen Schulen folgten schließlich – nach Virchow – die „unitarischen Bestrebungen" der Aufklärung.

Lediglich John Brown habe hier einen eigenen Weg verfolgt. Schon seine „Elementa medicinae" hätten die Wirkung eines Erdbebens gehabt: „der ganze europäische Kontinent wurde davon erschüttert, und selbst die Ärzte der eben erst erschlossenen neuen Welt beugten sich dem Joche seiner revolutionären Ideen; in wenigen Jahren war der Anblick des ganzen Gebietes der Medizin von Grund aus verändert –", allerdings nur für kurze Zeit! Was in Browns System wertvoll war, habe Johannes Müller für die Physiologie gerettet, während die Pathologie über Morgagni, Bichat und Schwann ihren konsequenten Weg zur „Zellularpathologie" beschritten habe, um zu erkennen: Alles Leben, auch das kranke, ruht in der Zelle. Mit der Erkenntnis aber, „daß die Zelle das eigentliche lebende Element darstellt, ist die neue Wissenschaft der Biologie entstanden" (Virchow, 1893, S. 360).

Als Kristallisationspunkt aller medizinischen Grundlagenforschung hatte Rudolf Virchow bereits im ersten Band seines „Archivs" (1847) ein Fachgebiet der theoretischen Medizin konzipiert, das er damals „Pathologische Physiologie" nannte und mit dem er die Kluft zwischen Praxis und Theorie zu überwinden gedachte. Dieser neuen Physiologie gegenüber stelle die alte Pathologische Anatomie nur die „Vorhalle der eigentlichen Medizin" dar; eine Pathologische Physiologie dieser Dimension dürfe daher nicht vor den Toren der Medizin stehenbleiben; sie habe vielmehr ihren angestammten und durch alle Überlieferung verbürgten Platz „mitten in ihrer Residenz".

Dazu ist – nach Virchow – die Einführung der „Zeit in all unser Wissen um die Körper" erforderlich. „Die eigentliche Wissenschaft hebt erst mit der Geschichte der Körper an". Wir haben es weniger mit den „Körpern selbst" zu tun, „als mit den Vorgängen an den Körpern, ihrer Erscheinung und Bewegung in gesunden wie in kranken Tagen. Unsere Aufgabe besteht darin, Dinge, die wir bloß räumlich nebeneinander sehen, „in ein zeitliches und ursächliches Verhältnis" zu bringen. Dies sei in erster Linie Aufgabe einer neu zu konstituierenden Pathologischen Physiologie. Rudolf Virchow bringt dieses Konzept einer neuen Theorie der Medizin (1847) auf die Formel: „die Pathologische

Physiologie als die Veste der wissenschaftlichen Medizin, an der die Pathologische Anatomie und die Klinik nur Außenwerke sind!" (Virchows Archiv 1, 1847, S. 19).

Theoretische Pathologie stellt hier eher ein übergeordnetes Bezugssystem dar, eine leitende und steuernde Ordnungskategorie, jenes „obere Leitende", das Goethe „Geist" nannte, woher dann auch die profunden Bezüge gerade dieser Ordnungsgemeinschaft zu den Geisteswissenschaften herrühren.

Die Pathologie hat jetzt erst ihren natürlichen Platz im Zentrum der Biologie eingenommen. „Sie ist nicht mehr angewandte Physiologie – sie ist selbst zur Physiologie geworden". Und noch deutlicher – im Rückblick auf die Gesamtentwicklung –: „Die Pathologie ist aus der Sonderstellung, die sie Tausende von Jahren innehatte, erlöst worden" (Virchow, 1893, S. 360).

Auf eine methodische Schwierigkeit in der Folge theoretischer Konzeptionen will Virchow insbesondere das Augenmerk lenken: Erst die Analyse der Erscheinungen erlaubt uns, das Endergebnis in seine Komponenten aufzulösen, was wiederum sprachliche Erklärungsschwierigkeiten mit sich bringt. Hier haben wir uns zu bescheiden und Kompromisse zu schließen: „Der menschliche Geist sucht, dank einem natürlichen Triebe, in den Erscheinungen nach Anzeichen ihrer bestimmenden Ursache. Je komplizierter die Erscheinung, um so geschäftiger ist die Einbildungskraft, sie in eine einfache zu verwandeln und eine einheitliche Ursache ausfindig zu machen. So ist es mit dem Leben, so mit der Krankheit gegangen" (Virchow, 1893, S. 324).

1.3 Zur Methodik der Untersuchung

Mit den in mehreren vorlesungsfreien Forschungssemestern durchgeführten Handschriftenstudien hatten wir uns das Schicksal der vergessenen und verdrängten Wissenschaften im Entstehen neuer Wissenschaften in der Neuzeit zum Gegenstand gemacht. Als heuristische Felder wurden dabei die „Astrologia Medica", die „Alchimia" und die „Magia naturalis" herausgestellt. Hierbei zeigte sich eine auffällige Gliederung der Stoffe in bezug auf die einzelnen Epochen und eine im Laufe der Jahrhunderte charakteristische Schwerpunktverlagerung, die durch Schema 1 angedeutet werden soll:

Schema 1. Gliederung und Schwerpunkte vom 12. zum 17. Jahrhundert

Philosophia naturalis	s. XII
Astronomie, Geometrie, Mineralogie, Meteorologie	
Naturalia Aristotelis	s. XIII
De natura herbarum, De lapidibus, De anima, Astronomica, Zodiacus	
Medicinalia	s. XIV
Articella, Galenica, Pseudo-Hippocratica, De secretis secretorum, Magisterium (Geber); Physiognomia	

Physica   s. XV
  Canon Avicennae, Arnaldus de Villanova,
  Raimundus Lullus; „Tractatus contra alchimistas"

Magica   s. XVI
  Astrologicum opusculum, Alchemica,
  Mercurius Trismegistus; Magia naturalis

Astrologica   s. XVII
  Summa Astrologica, Medicina astrologica,
  „Rueda le la fortuna"

Wir werden bei dieser Suche nach den vergessenen Wissenschaften Gewinn und Verlust zugleich zu bedenken haben, Nutzen und Noxen, „juvamenta et nocumenta", wie die Scholastiker dies nannten. Denn auch und gerade im Entstehen der neuen Wissenschaften werden wir nicht nur das Vergessen älterer Wissens gewahren, sondern auch ein Verdrängen bewährter Traditionen, ein folgenreiches Verkümmern vor allem einer anthropologischen Grundhaltung, wie sie für die Theoretische Pathologie wesentlich ist.

Zum Aufbau einer Theoretischen Pathologie wird die Klärung einer verbindlichen Wissenschaftssprache gehören. Die diffuse Situation bei der Verwendung von Grundbegriffen der Medizin – wie Pathos, Nosos, Krankheit – drängt auf eine historische Analyse der Krankheitsvorstellungen, die einer wissenschaftstheoretischen Erhellung zugeführt werden sollten.

Wie nichts anderes könnte uns dabei die Mikrokosmos-Idee als Modell der Theoretischen Pathologie dienen, als ein Modell für a) die morphologische Struktur, b) die funktionellen Abläufe, c) den adäquaten Therapieplan, wobei die Physiologie die Eukrasie der Elementarkräfte meint, die Pathologie ihre Dyskrasie und die Therapie die Restauration des elementaren Gleichgewichts.

Am Rande sei auf eine Bemerkung aufmerksam gemacht, die Virchow seiner Rede vor der Royal Society (1893) einverleibt hat, wo es vom Streit der Schulen heißt, „daß ohne die genaueste Kenntnis seiner historischen Entwicklung schon die Fragestellung leicht zu Mißverständnissen Anlaß gibt" (Virchow, 1893, S. 324). Es ist auch in der folgenden Untersuchung in erster Linie das heuristische Moment, das den kritischen Analysen als Leitbild dienen sollte und damit abermals ein anthropologisches Element.

Auf die spiegelbildliche Wechselseitigkeit anthropologischer Urphänomene weist ein in seiner Prägnanz bemerkenswertes Schreiben von Stefan George an Friedrich Gundolf vom November 1914 hin, wo George berichtet, daß er kürzlich „unglaublich gute Sätze über Kosmik, Magie und dergleichen" gefunden habe, um dann auszuführen: „Alchimie, Astrologie sind nur die falschen, weil zu raschen Konsequenzen erfühlter Wahrheit, irrige Übertreibungen des Einheitsdrangs. Nicht altgewordener Aberglaube, sondern frühreife (vorlaute) Erkenntnis. Sie gehören nicht zum absterbenden Mittelalter, sondern zur erwachenden Neuzeit".

Die aufschlußreiche Stelle findet sich wörtlich wieder in Karl Jöels „Ursprung der Naturphilosophie aus dem Geiste der Mystik" (1906), wo die Lehre von der Einheit der Natur, und damit der Sinn für die Natur als Ganzes, aus der älteren Mystik hergeleitet wird. „Aber eben weil sie aus dem mystischen Gefühl stammt, ist sie zugleich Irrtum zeugend. Alchemie und Astrologie sind gar nichts anderes als die falschen, weil zu raschen Konsequenzen jener erfühlten Wahrheit, die irrigen Übertreibungen jenes Einheitsdranges. Sie sind nicht altgewordener Aberglaube, sondern frühreife Erkenntnis; sie gehören nicht zum absterbenden Mittelalter, sondern zu erwachenden Neuzeit. Die Alchemie glaubt an die Einheit der Stoffe, indem sie ihre Wandlung übertreibt, die Astrologie glaubt an die Einheit der Kräfte, indem sie ihren Zusammenhang übertreibt. Sie glauben und übertreiben nur, was auch die moderne Wissenschaft sucht" (S. 16/17).

Mit diesen wenigen Sätzen haben wir bereits alle Elemente unserer Thematik beisammen, die heuristische Grundtendenz auch unserer Fragestellung. Auch Stefan George beschließt den knappen Passus mit einem weittragenden Urteil: „Alchimie glaubt an die Einheit der Stoffe, indem sie ihre Wandlungen –, Astrologie an die Einheit der Kräfte, indem sie ihren Zusammenhang übertreibt". Alchimie als eine Philosophie der Weltstoffe ist im Grunde genommen – wie Nietzsche dies nannte – nur eines jener „Vergrößerungsgläser, welche die Hoffnung uns gibt". Mit einem Wort: Magie und Astrologie sind nichts anderes als – so Novalis – „Schemata der Zukunft".

Unter diesen methodologischen Voraussetzungen stellen wir ein Schema der neuzeitlichen Wissenschaftsgeschichte zur Diskussion, von dem wir hoffen, daß es im Zuge der thematischen Durchleuchtung an Transparenz gewinnen und die einzelnen Positionen deutlicher markieren könnte (vgl. Schema 2).

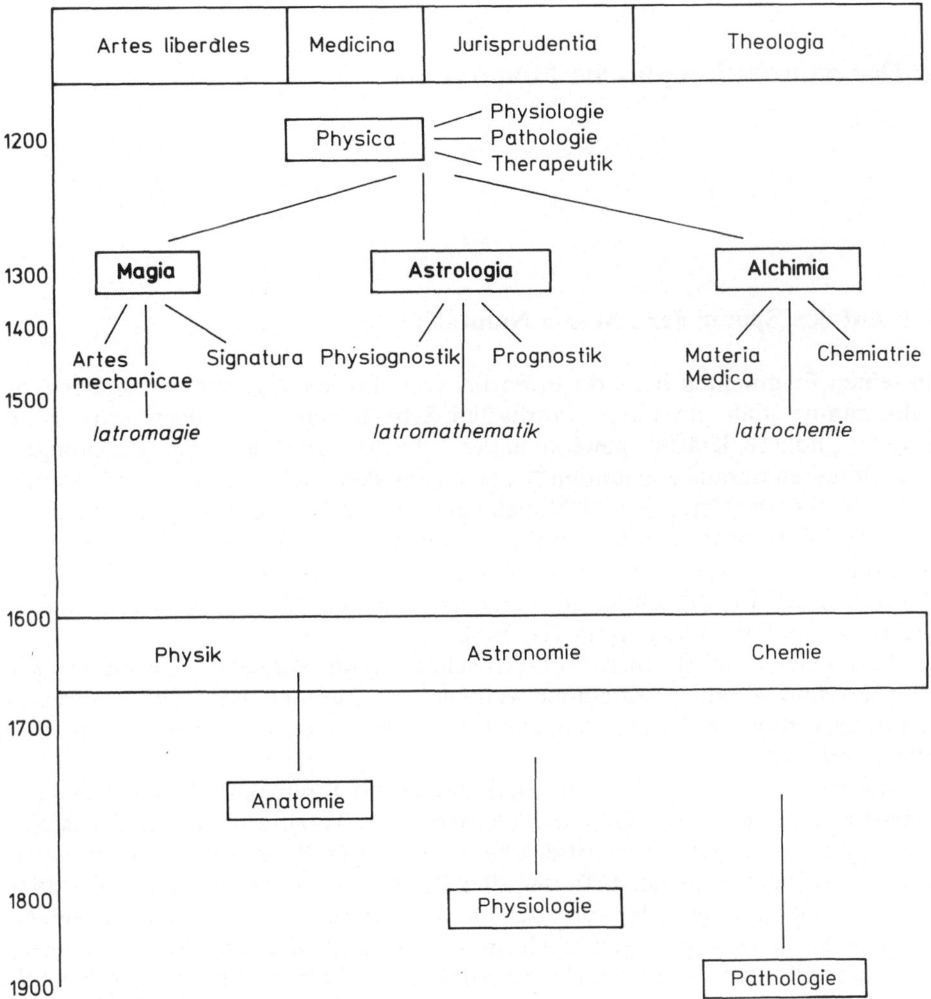

Schema 2. Wissenschaftssystematik der Neuzeit

2 Der naturphilosophische Hintergrund

2.1 Auf den Spuren der „Magia Naturalis"

In seinen Fragmenten bemerkt Friedrich von Hardenberg, der sich später Novalis nannte, daß „in allen wahrhaften Schwärmern und Mystikern" ohne Zweifel „höhere Kräfte" gewirkt haben, „freilich sind seltsame Mischungen und Gestalten daraus entstanden" –, eine eher skeptische und für unser Thema wenig werbende Notiz, zumal Novalis glaubte, daß seine Zeit noch nicht reif sei, diese oft so abstrusen Materialien systematischer zu sammeln. „Dies bleibt den künftigen Historikern der Magie vorgehalten. Als sehr wichtige Urkunden der allmählich Entwickelung der magischen Kraft sind sie sorgfältiger Aufbewahrung und Sammlung wert" (II, 546).

Von einer solchen historisch-kritischen Sammlung aller Urkunden zur „Magia" sind wir auch heute noch weit entfernt. Zu unübersichtlich ist das Gelände, zu verborgen die Quellen, zu absichtlich versteckt und verfremdet auch alle Überlieferung!

Als Exponent des griechisch-orientalischen Synkretismus gilt Hermes Trismegistos. Hermes ist der Gott der Zauberer und Totenbeschwörer, der Alchimisten und Astrologen, der Stifter aller esoterischen Wissenschaften. Im Islam gilt Hermes bereits als der Erfinder aller Künste und Wissenschaften, Erfinder aller Techniken, Begründer auch der Medizin! In seinen „Römischen Elegien" hat Goethe nicht von ungefähr Hermes als den „heilenden Gott" besungen. Asklepios gilt als Schüler des Hermes (daher die Traktate: Hermes ad Asclepium!). Hermes ist nicht eine Person, sondern der erste Grundriß, die Matrix aller Wissenschaften. So schon Herder! So kritischer auch Kant in einem Schreiben vom 6. April 1774 an Johann Georg Hamann!

In der Gestalt dieses „Hermes" finden wir ebenso den altägyptischen Heilgott Thoth wieder wie den klassischen Zeus oder den hellenistischen Logos, weiterhin Züge von altorientalischer Schöpfungsmythologie und archaischen Offenbarungsgottheiten. Der Urmensch „Adam" ist seiner Struktur nach bereits in das Elementarmuster des Kosmos eingeordnet, worauf – nach dem Henoch-Buch – schon sein Name hinweist:

A = ἀνατολή (Osten)
D = δύσις (Westen)
A = ἄρκτος (Norden)
M = μεσυμβρία (Süden)

Die Lehren des „Hermes Trismegistos" freilich gehen in der Hauptsache auf stoisches Gedankengut der Spätantike zurück, auch wenn der Name „Hermes" gleich „Thoth" auf altägyptischen Ursprung verweisen möchte. Neben Poseidonius und Philon sind in diesem eklektischen Schrifttum sicherlich auch neu-pythagoräische Vorstellungen vertreten, kaum jedoch Gedanken der christli-chen Gnosis. Auf den Ideenkreis des Hellenismus deutet die dominierende Rolle des „nous" hin, des „logos", der in Feuergestalt als Schöpfer der göttli-chen Dinge vorgestellt wird, dann aber auch dem Menschen zuteil wurde, in-dem er dessen Instinkt verkörpert, seine „physis", oder auch dessen vernünf-tige Seele, das „pneuma".

Einen Schritt weiter in die konkreten Strukturen des Mikrokosmos gehen die vorderasiatischen Mythologien, wonach die einzelnen Körperregionen und Sinnesfunktionen des Urmenschen den Teilen des Weltalls entsprechen und damit auch den Bewegungen seiner Sphären. Das harmonische Zusammen-spiel der Elemente und Säfte und Kräfte, der Formen und Sphären verkörpert sich in der „Weltseele" oder als „Imago Dei". Die Welt als ein universaler Or-ganismus steht nunmehr in durchlaufender Analogie zur leibhaftigen Organi-sation des Menschen, so um die Mitte des 12. Jahrhunderts etwa auch bei Ho-norius Augustodunensis, Hildegard von Bingen und Wilhelm von Conches, so im 13. Jahrhundert bei Albertus Magnus, so noch bei Paracelsus.

Auch das Galenische Schema „De capite ad pedem", für Jahrhunderte maßgebend, geht offensichtlich bis auf altägyptische und assyrische Texte zu-rück. Erst Felix Plater hat in seiner „Praxis medica" (Basel 1625) den Versuch einer organischen Klassifikation gewagt.

Analog dem Elementargefüge der Welt ist der Mensch mit allem Seienden verbunden, wird durch alles Seiende interpretiert, vermag aber auch allem zu entsprechen und zu antworten. Johannes Scotus Eriugena hat dies nach spät-antiker Überlieferung auf die Formel gebracht: „Nulla creatura est, a summo usque ad deorsum, quae in homine non reperiatur, ideoque officina omnium iure nominatur" (De divisione naturae II, 4).

Als ein Mikrokosmos in diesem Sinne erscheint der Mensch auch im „Elu-cidarium" des Honorius Augustodunensis, wo es heißt: „De quattuor ele-mentis unde et microcosmus, id est minor mundus, dicitur" (PL 183, 695). Zur klassischen Viererreihe gehören im einzelnen: die Elemente, Qualitäten, Sinne, Temperamente, die Tageszeiten, Lebensalter und Menschenalter, ferner die vier Winde, Jahreszeiten und Himmelsrichtungen, die Weltepochen, die Para-diesesflüsse, die Evangelisten oder auch die Kardinaltugenden.

Der Seins-Ordnung entspricht somit auch die Sollens-Struktur. Den Ele-menten entsprechen die Tugenden bereits in einem Traktat des Egbert von York aus dem 8. Jahrhundert: „Homo quattuor elementis constat, id est igne, aere, aqua et terra: et interior sensus ex quattuor continetur virtutibus, pruden-tia, temperantia, fortitudine atque iustitia: et quattuor flumina paradisi ad irri-gendam universam terram in typo quattuor evangeliorum profluunt" (Mansi, Conc. coll. XII, 487). Schöpfungs- und Erlösungsordnung, Weltstruktur und sittliche Ordnung, Sinnesausstattung und Lebenssinn stehen in *einer* Korre-spondenz und Konkordanz.

Und so erscheint uns die hermetische „Aurea Catena" einmal horizontal in der Zeit: als die geheime Überlieferung einer „philosophia perennis", und ein-mal vertikal im Raume: als eine Art Jakobsleiter zwischen Mikro- und Makro-kosmos. Der Mensch ist immer Mittelpunkt der Welt. Von diesem natürlichen

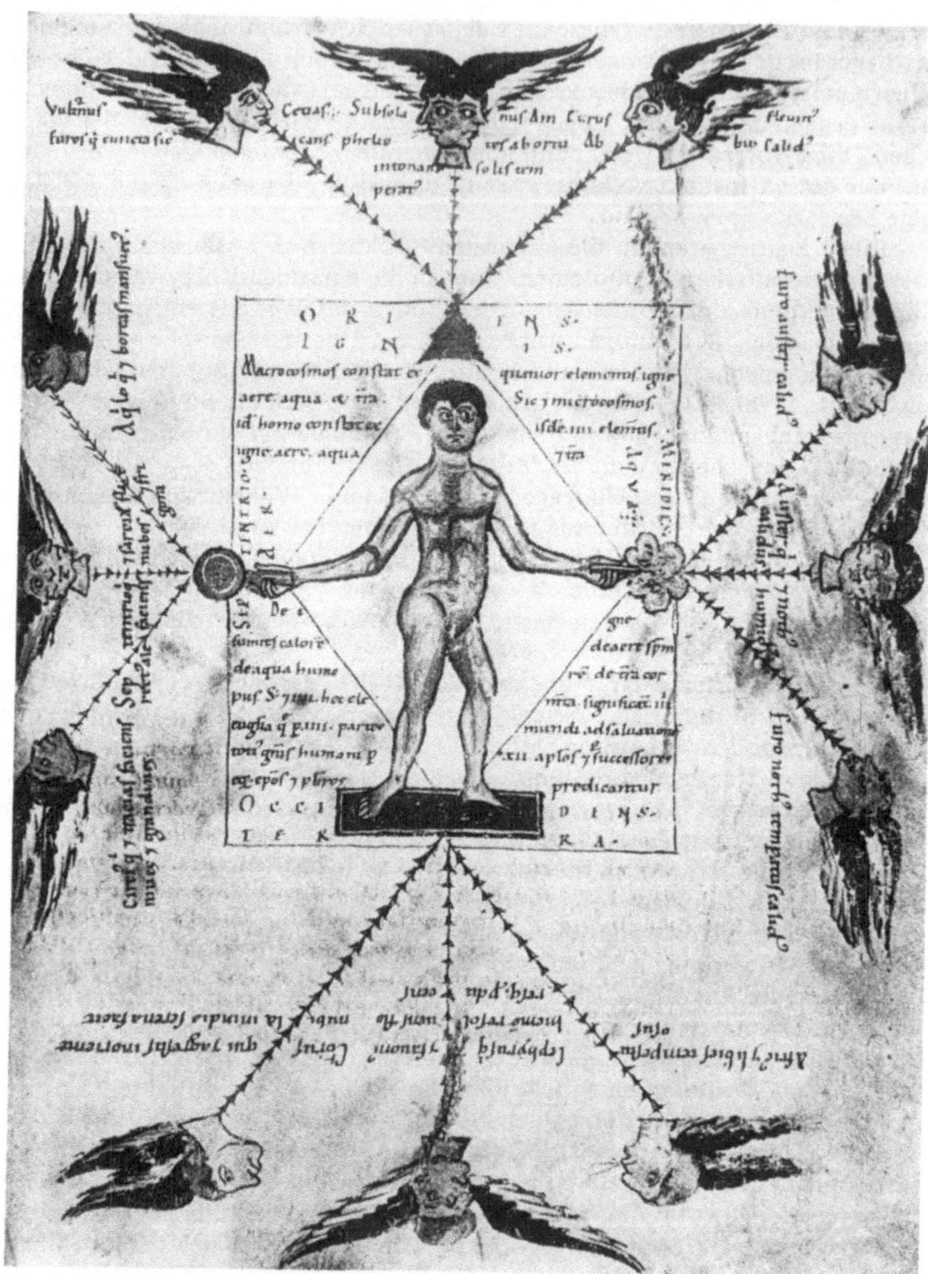

Abb. 1. Mikrokosmos-Männchen
Cod. lat. 12600 (s. XIII) München, f. 29^r

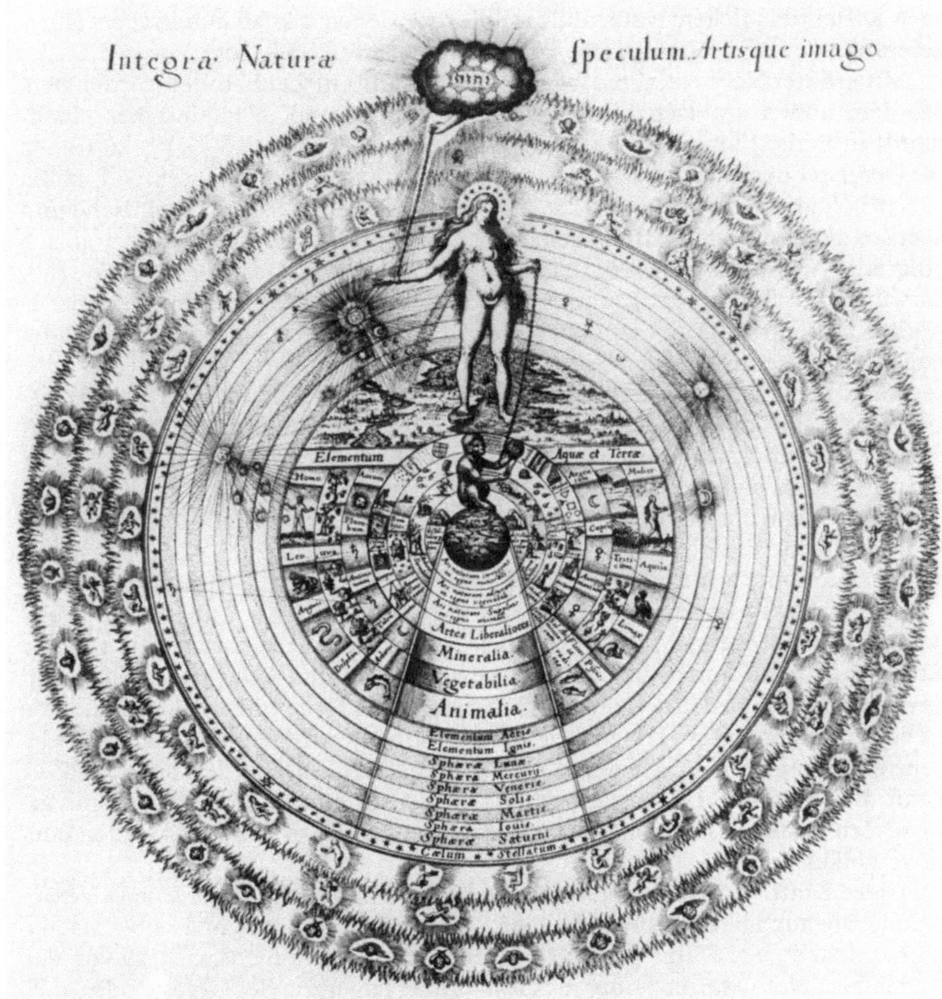

Abb. 2. Markokosmos und Weltseele.
Aus: Robert Fludd, Utriusque cosmi... I, 4–5

Zentrum aus sucht er sich zu orientieren: im Raum, in der Zeit, im Krankheitsgeschehen. Mit allen Organen klammert er sich an die Welt, findet überall Zeichen, Entsprechungen, Erklärungen. Maß und Zahl, sie haben, sie gewinnen
Bedeutung. Nur so wissen wir von Tag und Stunde, Weg und Ziel, von einem
Sinn in Raum und Zeit.

Als Mikrokosmos wird der Mensch zum Maß für die Welt: er nimmt Maß,
hält Maß, und er setzt die Maßstäbe (so Isidor von Sevilla mit seiner Formel:
„medicina – id est a modo"). Bei Paracelsus noch ist die Rede von einem
durchgehenden „Kolloquium" von Mensch und Welt, wenn es heißt: „res cum
hominibus colloquuntur". Die ganze arabische Medizin fußt ihrer Theorie

nach auf einer solchen Naturphilosophie, die neben der aristotelischen Überlieferung auch die hellenistischen Emanationslehren einbezog.

Mit größter Vorsicht allerdings sollten wir uns ein Zauberbuch vornehmen, das dem hohen arabischen Mittelalter entstammt und in lateinischer Handschrift in Paris, Florenz, Wien, Darmstadt und Krakau (s. XV/XVI) zu finden ist. Der Titel des Buches, das die „secreta scientiarum" offenbaren will, lautet „Picatrix", übersetzt im Jahre 1256 aus dem Arabischen in das Lateinische und dem spanischen König Alfons dem Weisen gewidmet. „Picatrix" (aus arabisch „Biqratis" = Hippokrates) enthält seinem Titel nach „Das Ziel des Weisen". Es wurde fälschlich dem spanischen Mathematiker Abūl'-Qāsim Maslama b. Ahmad al-Maǧrīti (gest. ca. 1008) zugeschrieben und hat als Quellen: Pseudo-Ptolemaios, Pseudo-Platon, Geber, Steinbücher und andere Hermetica.

Nach dem Modell der medizinischen Einführungsliteratur (Isagoge) beginnt der Picatrix mit einer klassischen Einteilung der Nigromantie: „quod nigromantia dividitur in duas partes, scilicet in theoricam et practicam". Die Theorie befaßt sich mit der Formation des Himmels, der Figuration der Gestirne und der Konstellation für den Menschen. Die Praxis umfaßt das himmlische Kräftefeld im elementaren Stoffbereich, die darin zum Ausdruck kommende „attractio spirituum celestium"; sie ist angewandte Astrologie.

Im „Picatrix" lassen sich gleichwohl Grundlinien einer Theoretischen Pathologie finden, wenn es heißt: „In den natürlichen Körpern ist eine gewisse Kraft vorhanden, durch die sich eine gewisse Zeit hindurch ihre Formen und ihre Funktionen bewahren, ohne sich davon zu entfernen oder sie mit anderen zu vertauschen, und zwar vermöge einer besonderen Eigentümlichkeit, die jedem einzelnen von ihnen anhaftet. Die Naturwissenschaftler nennen diese Kraft die „haltende Ursache", und auf ihr beruht es, daß die Körper eine gewisse Zeit bestehen bleiben, ohne zusammenzufallen, zu Staub zu werden oder zu verkalken".

Diese Kraft wird auch „Natur" genannt; sie ist das Prinzip für jede Veränderung wie auch alles Bestehenbleiben. Auch wird die Bewegung selbst als Natur bezeichnet, wie Natur auch als „Temperament" gebraucht wird, so von den Ärzten als „Naturwärme" oder als Gestalt und Lagerung der Organe oder auch Bewegung der Seele (nach dem „calor naturalis" des Galen). Natur als Kraft des Lebens bestimmt daher auch die natürliche Form alles Lebendigen und sein pathogenetisches Schicksal (nach Ritter, 1962, S. 293–296).

Der physiologischen Struktur entspricht nach dem „Picatrix" aber nicht nur das pathologische Verfallen, sondern auch die Möglichkeit therapeutischer Maßnahmen. So wird von Sokrates berichtet, daß er seinen Schülern angeraten habe: „Gewöhnt eure Naturen an Genügsamkeit vom Anfang ihrer Erkenntnisfähigkeit an; dann werdet ihr lernen, dankbar zu sein, wenn ihr mehr erhaltet und euer Leben wird angenehm sein" (nach Ritter, 1962, S. 422). Daraus ergibt sich, daß niemand die Kräfte der Himmelssysteme und ihre Wirkungen auf die irdische Welt verstehen kann, wenn er nicht im Quadrivium der Artes liberales gleicherweise ausgebildet ist wie in der Metaphysik.

Im „Picatrix" finden wir bereits die klassischen Wissensbereiche, eine „Scientia magicae", die „Astrologia" und die „Alchimia", die gleichermaßen dem „Opus physicae" zu dienen haben, einer Heilkunst, die sich wiederum gliedert in ein „opus cum medicinis simplicibus" und die „operatio medicinarum multarum compositarum". Ziel des „opus physicae" ist das Elixier, wobei über den alchymischen Prozeß erreicht wird, daß das Elixier gleichsam das „corpus in corpore" verändert, um es auf einen reineren Körper zu reduzieren, wie ja auch das Gift, indem es die Körper verändert, sie zu ihrer Natur zurückführt und daraus natürliche Kräfte gewinnt (p. 291).

Als Hauptquelle für den Hermetismus im Abendland gilt – vor Marsilius Ficinus – der „Asclepius" (um 150 n. Chr.). Vermutlich handelt es sich dabei

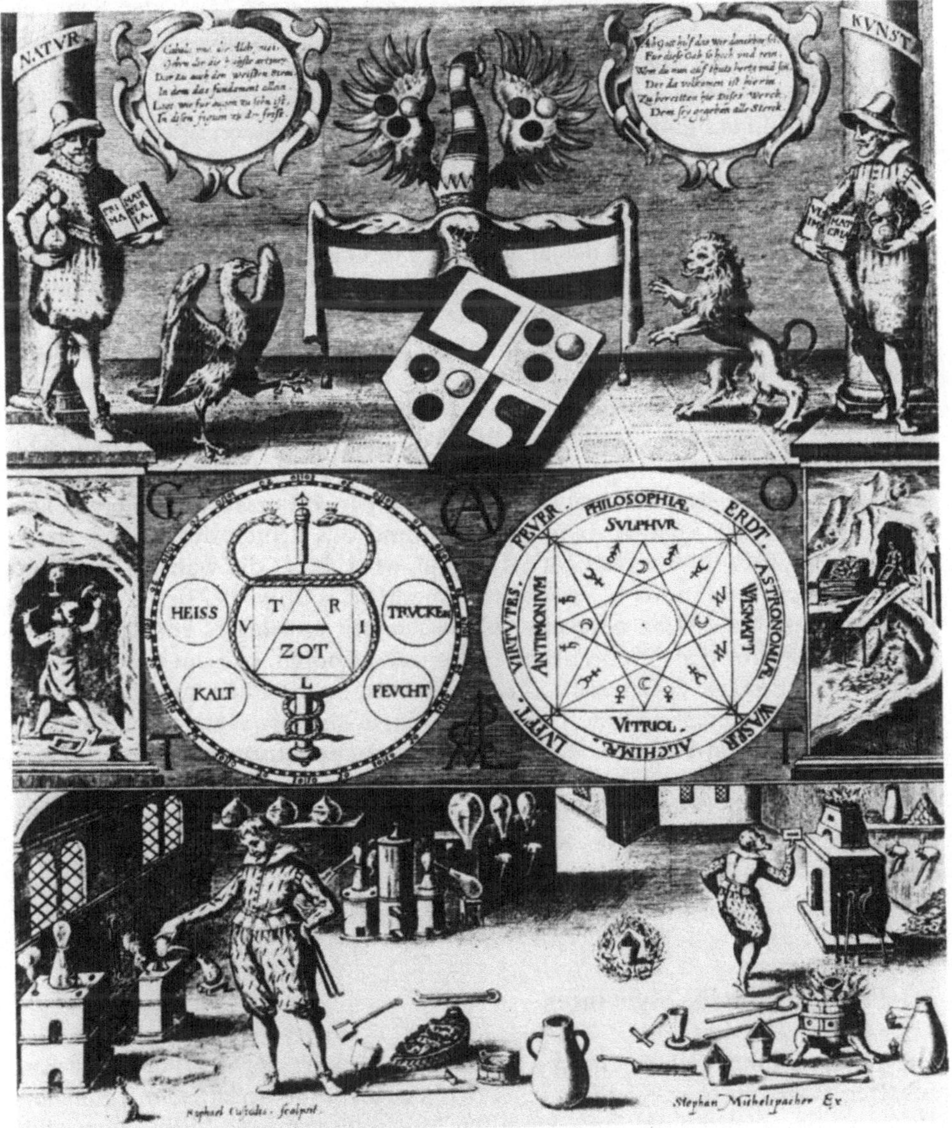

Abb. 3. „Spiegel der Kunst und Natur".
Aus: Stephan Michelspacher, Cabala, Augsburg 1654

um einen Traktat des Marius Victorinus, eines Lehrers des Augustinus, aus dem 4. Jahrhundert, dem wir eine lateinische Bearbeitung der Pseudo-Aristotelischen Schrift „De mundo" verdanken (nach W. Scott, Hermetica I, 79–81. Oxford 1924), ein Grundbuch über die Welt, eine Grundschrift damit auch über die Natur.

Seit den ältesten Zeiten – so berichten uns immer wieder die Quellen – haben die weisen Magi gerufen: „Der Natur nach!" Die natürlichen Mittel der Magie waren daher seit jeher: Steine, Pflanzen, Tiere, sehr viel später erst Spiegel, Ketten, Knochen, vor allem die Edelsteine. In einer Madrider Sammelhandschrift des 13. Jahrhunderts, die im Katalog als „Alchimia et Astrologia" geführt wird, fanden wir eine Symbolik der Edelsteine und ein Diagramm des Zodiakus, nichts aber an Alchimie oder Astrologie! Beispiele dafür: „In jaspide fidei viriditas figuratur". Oder: „Saphirus aureus colore, significat sanctorum celestem vitam, quorum conversatio in celis est". Hier ist zunächst – wie auch im „Opus" der Alchimisten – kaum etwas Magisches zu finden. „Es verrichten die Alchemisten [so lesen wir im „Deutschen Theatrum Chemicum" (1727) I, 20] in ihrer Arbeit dasjenige, was die Gärtner und Ackerleut täglich mit ihren Erd-Gewächsen vorzunehmen pflegen, wenn sie Fleiß anwenden, daß die von der Natur schon zubereitete Samen besser mögen ausgearbeitet, vermehret und in bessern Flor und Zierde gebracht werden". Das ist – im alten und echten Sinne – allein auch Kultur!

Folgen wir diesen kulturhistorischen Leitlinien des Hermetismus, so stoßen wir immer auf ein ganz spezifisches Bild von der Natur. Auch das lateinische Mittelalter ist voll von solchen allegorischen, typologischen anagogischen Deutungen der Natur in Gestirnen und Gesteinen, in Pflanzen und Tieren. Das „Buch der Schrift" ergänzt dabei durchlaufend das „Buch der Natur", nach der Formel „liber librum explicat". Christus wird dabei die wahre Sonne und der wahre Apollo und als solcher „verus medicus" (Ohly, 1979).

Hatte uns die „Magia naturalis" ein recht weit angelegtes kosmologisches Grundkonzept für eine Theoretische Pathologie geboten, so zeigt uns nunmehr eine weitere „magische Disziplin, die Physiognomik, die Phänomene im einzelnen, liefert uns gleichsam eine Differentialdiagnostik der Naturerscheinungen des Krankhaften und damit abermals das gesamte Spektrum eines „Pathos Anthropos". In der Physiognostik offenbart sich uns in der Tat ein geschlossenes Verweisungssystem von Erscheinungen, Zeichen, Bildern, reflektiert im Spiegel, als Schatten im „Licht der Natur", vom Archetypus geprägt in lauter Paradigmata, wahrhaft ein Exemplum.

2.2 Physiognomische Signaturen

Die Physiognomik war bereits von Aristoteles als eine der möglichen Wissenschaften angesprochen worden. Das Wissen um eine spezifische „Zeichenstruktur" der Welt kommt aus den alten Hochkulturen und bildet einen charakteristischen Untergrund der spätantiken und mittelalterlichen Naturphilosophie.

Unter „Physiognomia" läuft in zahlreichen Handschriften zunächst eine altlateinische Fassung des Polemon-Apuleius, der eine „peripatetica physionomia" geschrieben hatte, die wiederum – mit Elementen aus Rhazes – Einfluß gewann auf die „Physionomia" des Avicenna und des Albertus Magnus. Bei solchen „Körperzeichen-Lehren" handelt es sich in der Regel um eine Kompilation der Vierelementenlehre, der Säfteverhältnisse und des menschlichen Kolorits.

Ein „Tractatus de phisonomia" (Cod. Scorial. P. III. 8) aus dem 14. Jahrhundert bringt auf der Basis der antiken Elementen- und Säftelehre eine detaillierte Konstitutionstheorie. Neben den Merkmalen der Elemente, die im Temperament des Menschen zum Ausdruck kommen, werden Qualitäten und Wirkungen der einzelnen Planeten detailliert beschrieben. Es folgen die „significationes membrorum" und ihre „dispositio", die „indicia qualitatum" die „indicia linearia manuum" innerhalb einer „Ciromancie doctrina", sowie die „signa per singulas partes".

Der darauf folgende „Tractatus de Ciromancia" wartet mit gewichtigen Autoritäten auf: mit „Aristoteles in Libro elementorum", „Ptolemaeus in Almagest", „Alphraganus et Ysaac in antidotario", „Rhases in opere de septem corporibus" und „Ysidorus in ethimologie et exameron (Hexaëmeron)". Zu berücksichtigen sind auch bei der Handlesekunst: die Säftekonstitutionen, der Mondstand und der Lauf der Planeten, aber auch die biologische Konstitution des Individuums.

Ähnlich führt der Codex Scorial. O. III. 30 (s. XVI) einen Traktat „De phisonomia", im einzelnen: „De phisonomia signorum", „De brevitate et duratione vitae", „De egritudinibus nati", „De chronocatia planetarum", „De revolutionibus et nativitatibus", „de decubitu infirmorum".

Geronimo Manfredi (gest. 1492) aus Capua, Professor der Medizin in Bologna, schreibt Ende des 15. Jahrhunderts ein „Centiloquium de medicis et infirmis" (Bologna 1489), wo es im „Verbum I." heißt: „Quamvis medicina de se scientia sit perfecta, Medicus tamen in opere suo sine Astrologia non est perfectus". Zur Medizin gehören daher sehr systematisch eine Lehre von den Zeichen sowie alle nur möglichen Indikationen nach der Zeit.

Zur Physiognomik zählte weithin auch die Metoskopie, d. h. die Lehre, aus der Verbindung von den Planeten mit den Runzeln der Stirn das Schicksal des Menschen vorhersagen zu können (vgl. etwa Girolamo Cardano: Metoscopia libri tredecim. Paris 1658).

Aus einer anderen Madrider Handschrift (Cod. 6401) mit dem Titel „Tratado de caso y fortuna" seien nur einige wenige Beispiele aus der Oneiromantia (Traumdeutekunst) aufgeführt, die durchweg als Anhang zur Physionomia und als Teil der Magia gebracht wird (f. 1–71). Hier wird gefragt, wann, warum und was wir träumen, welche Träume wir vergessen, welche wir behalten, warum wir z. B. Dinge träumen, die wir nie gesehen oder gehört haben, ob Träume wohl Wahres verkünden oder nur Täuschungen, ob man zukünftige Dinge im Traum erfahren kann, ob Träume nicht meistens Folge von somatischen Alterationen im Schlafe seien, ob und welche natürlichen Ursachen dahinter stecken, ob auch Tiere träumen, ob man wohl träumen wollen kann und warum uns immer wieder ganz bestimmte Gestalten im Traume erscheinen (f. 22ʳ).

Das Auge des Naturforschers erst – so hatte noch Paracelsus argumentiert – erkennt die Dinge einer in sich verschlüsselten Wirklichkeit: „Keine Wahrheit wird bei euch gefunden werden, so ihr nit der Figur folget, welche die Natur bezeichnet hat. Und so sehet ihr, daß nichts im Menschen liegt, es ist außen an ihm verzeichnet, seine Treue, sein Falsch etc.; die Natur zeichnet ihn" (VIII, 159). Das Signum ist nur der Ausdruck von dem, was es anzeigt. Das Zeichen führt weiter ins Verborgene, Heimliche, aber nur, um dem Verborgenen sein Geheimnis zu entreißen und die Dinge als solche sichtbar zu machen: „augenscheinlich und greiflich"! „Also wunderbarlich lehrt uns das Licht der Natur durch die äußere Form das inwendig Herz erkennen und hat diese Erkenntnis in eine Kunst gesetzt" (XII, 179). Diese Art von Physiognomie, sie ist uns – meint Paracelsus – verlorengegangen, „und also ist die Philosophia und Medicina schwer betrogen worden und beraubt, die Heimlichkeit der Natur zu erfahren" (XII, 179).

Im „Paramirum" hat Paracelsus den physiognostischen Gedankengang weitergeführt, wenn er schreibt: „Und laß dich das nit betrüben, daß die Dinge nit alle an der Sonne liegen, sondern betrachte, wie heimlich Gott außerhalb der Sonnen ist ... In den ewigen Dingen macht der Glaube alle Werke sichtbar: in den leiblichen unsichtbarlichen Dingen macht das Licht der Natur alle Dinge sichtbar". Aus der Kenntnis der „Anatomey Microcosmi" erst wird der Arzt zum Schöpfer einer Kosmographie des Leibes. „Der Himmel wirkt zu seiner Zeit, und er ist der, der da eröffnet die Kräfte der Dinge: und Kräfte und Tugenden sind unterworfen dem Himmel. Warum darf dann einer schreiben „die Tugend", der nit hinzu setzt der Tugend Stund?" Daraus der Schluß: „Dabei sollt ihr gedenken, daß ihr die Zeit observiert, wollet ihr sein rechte Ärzte: und vor der Zeit keine Krankheit zu der Heilung zu nötigen, wann es geschieht nicht".

Nur am Rande erwähnt sei die Beobachtung, daß in der Tradition des hippokratischen „Prognostikon" zahlreiche Traktate laufen mit Titeln wie „Praenotationes", „Praedictores", „Praesagia" oder auch „Prognostica", die von der hermetischen Physiognostik ausgiebig Gebrauch machen. Aus dem Zeichen (semeion) lassen sich die Krankheitserscheinungen im einzelnen (casus) deuten, die wiederum über systematische Beobachtungen (observationes) zu einer Medizinischen Zeichenlehre (Semiotik) geführt haben (vgl. Hartmann, 1972).

Magische Schriften physiognostischer Natur reichen vielfach auf den arabischen „Kitāb an-Nawāmis al-akbar" zurück, das „Große Buch der Gesetze" (lat: Liber vaccae), das pseudoplatonischen Charakter hat und zahlreiche Pseudo-Aristotelica (Talismane, Zahlenmagie, Sympathiewirkungen) wie auch Magisches aus dem Pseudo-Ptolemaios aufgenommen hat. Ihre Grundbegriffe sind: semeion – sīmiyā' – signatura; telesma – ṭilasm – talisman; sphragis – ḫātam – Spiegel; charakteres – qalafṭīrīyāt – Buchstabenzauber.

Aus solchen Quellen zur Physiognomik nährt sich ein Sammelband von Handschriften und Drucken, wie er im Madrider Codex 2695 (s. XVII) vorliegt, wo unter Nr. 42 auch ein „Prognostico astrologico" geführt wird. Unter f.

383^r findet sich beispielsweise folgender Text: „Pronostico Astrologico, que sa-
liò el año 1684 y aora se vèn sus efectos. Por al senor Matheo Questier, Profe-
sor en Paris, el qual pronostico el dia de su muerte, y la del Conde de San Pol."
Aber solche späten Ausartungen zählen eher zu den Ausnahmen einer ehemals
seriösen Prognostik und Semantik.

2.3 Konzepte einer Iatromagie

Eng verknüpft mit der „Magia Naturalis" erscheint nun auch die „Magia Medica", die Rothschuh (1975) als „Iatromagie" bezeichnet hat. Diese „Magische
Medizin" habe vor allem im 15. bis 17. Jahrhundert – „oft verbunden mit
Astrologie, Dämonologie und Alchemie" – eine bedeutende Rolle gespielt, ehe
sie von den neuen Denkformen in das volksmedizinische Denken abgedrängt
worden sei. Als charakteristisch für diese Entwicklung, die bis weit in das 18.
Jahrhundert maßgebend blieb, sollen einige handschriftliche Dissertationen
des Johannes Martinus Nietus aus Salamanca stehen, die im Cod. 2944 und
Cod. 2947 (s. XVIII) in der Biblioteca Nacional zu Madrid vorliegen. Hier
wird zunächst die Natur und ihre „ratio" definiert, um dann auf ihre Prinzipien und Kräfte einzugehen, welche die „physica" verkörpert, die wiederum in
Harmonie steht zu den „sacra mysteria religionis". Diese weitgegliederte Naturphilosophie führt von Aristoteles über Thomas von Aquin bis zu Descartes,
Newton und Leibniz (vgl. p. 79: Hinweis auf „Leibnitzij Systhema De Principi-
is).

Was verstehen wir unter einer solchen Philosophie der Natur? Was wäre
hier überhaupt Natur? Zu Beginn des 17. Jahrhunderts erschien ein Buch des
Naturphilosophen und Alchimisten Johannes de Monte Raphaim mit dem ver-
heißungsvollen Titel: „Vorbote der Morgenröte". In diesem alchimistischen
Standardwerk erscheinen als Anhang „Etliche Lehr-Sätze vor die Schüler der
Weißheit", und in diesen Lehrsätzen findet sich dann auch eine geschlossene
Philosophie der Natur.

Die Natur ist zunächst einmal etwas völlig anderes und wesentlich mehr als
die vor uns liegende materielle Dingwelt: Natur ist ein Geist des Lichts, der einen Leib bekommen hat. Dieser unsichtbare Leib der Natur, der in allen er-
schaffenen Dingen verborgen liegt, soll nunmehr gesucht und gefunden werden. Der also gesuchte natürliche Leib wird zunächst als das „zentrale Salz"
bezeichnet, ein Grundprinzip, das in einem jeden Ding verborgen ist und das
als „Sal" sich mit den beiden anderen Prinzipien, dem „Sulphur" und dem
„Mercurius" zu einem Körper vereinigt. Ein jeder Körper besteht in drei Dingen, so hatte es Paracelsus gesagt: „Die Namen dieser drei Dinge sind also:
Sulphur, Mercurius, Sal. Diese drei werden zusammengesetzt, alsdann heißt es
ein Corpus". Damit kommen wir zu einem ersten wesentlichen Einblick in den
Grund der Natur: „Die Natur ist ein Geist des Lichts, von Gott im Anfang geschaffen".

Aus dieser seiner philosophischen Einsicht in die Natur hat der Mensch einen Anfang genommen, dessen Ende noch nicht abzusehen ist. Denn nun erst
nimmt der schöpferische Prozeß seinen Weg durch die Elemente der Welt, sei-

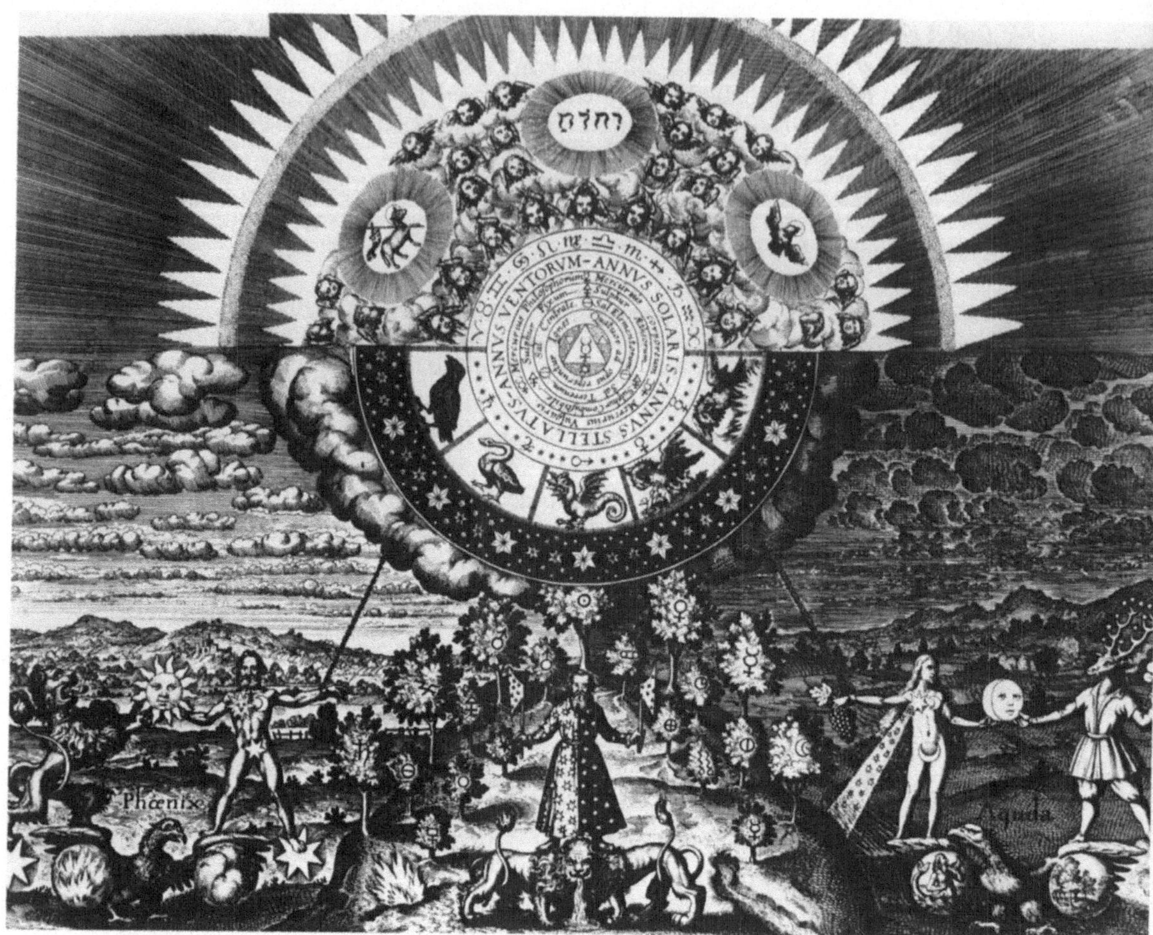

Abb. 4. Kosmische Verbundsysteme.
Merian-Stich aus dem „Janitor pansophus" (Museum Hermeticum)

nen Gang zur Vollendung der Natur. Als vornehmstes Element der Natur dient hierzu das Feuer, das durch seine Influenz feurige Strahlen in den Samen der Luft gießt. Vermischt mit dem Samen der Luft wirft sich das Feuer ins Wasser, das, gleichsam geschwängert, wiederum seinen eigenen Samen in die Erde senkt. „Die Erde, als eine Mutter, empfängt aller dreier Samen, mischet den ihrigen darunter als eine sonderbare Fettigkeit und verwahret alles."

Mit diesen Prinzipien, über die Mischung der Elemente und durch solchen elementaren Prozeß entsteht schließlich jene Heilkraft der Natur, die in der Idee von der heilenden Natur wurzelt und in der Heilkunst zu Blüte und Frucht gelangt. „Aus diesen nun entstehet der Universal-Balsam und Mercurius der Welt, welcher in sich begreift die tria principia, als Salz, Schwefel und Mercur". Aus dem Samen des Himmels und der Luft wird Schwefel; aus dem Samen des Wassers und der Erde wird Salz. Aus dem Salz und dem Feuer aber wird in letzter Verbindung die „Tinctur", die auch „Balsam" genannt wird oder „Universal-Medizin" –, und sind doch sämtlich nur ein Ding, dessen Ende ist der Anfang und sein Anfang das Ende".

Die Anfänge einer solchen Iatromagie, und damit die Beziehungen der „Magia naturalis" zur Medizin, sind wesentlich älter. Sie gehen auf das archaische Weltbild zurück, wo der „Deus Geometer" (so auch Platon) die „Arcana naturae" repräsentiert, die „quidditates rerum intimae", die dann in der „Nuova scienza" zum „Deus Mechanicus" (so bei Descartes) geworden sind, wobei alle Phänomene der Natur vom Erkennen der „Theorica" immer weiter verrückt werden zum Planen und Machen der „Practica".

Deutliche Umrisse einer solchen Iatromagie gewahren wir bereits bei Lefevre d'Etaples, latinisiert als Faber Stapulensis (ca. 1460–1536), der um 1495 einen Traktat „De magia naturali" schrieb, gewidmet Germain de Ganay, einem Kanonikus von Notre Dame zu Paris. Hier erhält die „magia naturalis" als eine eigenständige Disziplin ihren legitimen Platz in der Medizin. Für Stapulensis sind die Zahlen die eigentlichen Symbole der von Gott ausgehenden Kräfte, weshalb der Magus sich der „pythagoräischen Philosophie" bedienen muß, die ihm die sublunare Welt vertrauter macht (nach Müller-Jahncke, 1982, S. 71/72).

In diesen Überlieferungsstrang gehören zahlreiche Traktate des 16. und 17. Jahrhunderts. Erwähnt sei nur das „Coleum Philosophicum seu De secretis naturae Liber" des Philippus Ulstadius aus Nürnberg (Straßburg 1529), wo mit Pseudo-Geber vom „magisterium" die Rede ist und wie die Kunst „ad sanitatem et ad naturam meliorem" (p. 58^r) zu führen vermag. Als „activa portio scientiae naturalis" verspricht auch Wecker (1582) das Erreichen von Gesundheit, Glück und Macht, wenn er in seiner „Magia operatrix" die ganze Analogientechnik in einem magischen Weltbild voller Entsprechungen entfaltet. Auch das „Regnum Minerale" (1687) des Emanuel König bringt noch zahlreiche magische Prozeduren aus Pseudo-Paracelsus, Athanasius Kircher u. a.

Auf der Linie dieses iatromagischen Konzeptes liegt auch Marsilio Ficino, der die „Magia naturalis" als die Kunst deutet, die Eigenschaften der natürlichen Dinge wie auch der Gestirne zu erkennen und sich ihrer in Medizin oder Mantik zu bedienen. Für Agrippa von Nettesheim werden in diesem Sinne die Magier zu „naturae accuratissime exploratores" –: Magie ist Teilgebiet der

„philosophia naturalis" (vgl. Müller-Jahncke, 1979). Metalle und Mineralien ebenso wie Pflanzen sind Emanationen der Elementarstoffe des Makrokosmos und werden daher auch therapeutisch verwandt. So ist das schwarze Blei, die Urmaterie der Metalle, eine Emanation des Planeten Saturnus. Wie der leidende Organismus ein Schlachtfeld kosmischer Kräfte ist, so wird er auch aus den gleichen Kräften geheilt. So enthält noch das Kräuterbuch des Bartholomäus Carrichter, Leibarzt des Kaiser Maximilian II., das 1617 von Michael Toxites in Straßburg herausgegeben wurde, ein Verzeichnis der offiziellen Heilpflanzen nach astrologischer Ordnung.

Differenzierter gibt sich des Hermanni Conringii Schrift „De calido innato sive igne animali" (Helmestadii 1647), der wenig später der Traktat „De hermetica Aegyptiorum vetere et Paracelsicorum nova medicina" (Helmestadii 1647) gefolgt ist. Nach einem Rückblick auf die „Hermetica medicina" der Ägypter, der Geschichte einer alchymisch orientierten und magisch praktizierenden Medizin, baut Conring seine „nova medicina" auf folgende vier Säulen auf: die „theologia", eine „naturalis philosophia", die „astrologia" und die „magia". Wir finden interessante Vergleiche zur „Paracelsica medicina" und ihrer charakteristischen Krankheitslehre, wonach die „fünf Entien" als die spezifischen Krankheitsursachen bezeichnet werden (vgl. p. 195: „de quinque entibus (ita appelat causas efficientes) morborum"). Conring kommt abschließend zu einer kritischen Gegenüberstellung der hermetischen Heilmittel (Mineralien, magische Prozeduren) mit den traditionellen (Pflanzenheilkunde).

Auch für Johannes Otto Helbigius mit seinem „Introitus in veram et inauditam Physicam" (Heidelberg, 1680) ist die „Physica" als Wissen von der Natur und als Wissen vom Heilen eine Art Iatromagie, wobei die Auseinandersetzung mit Paracelsus, van Helmont, Bacon oder Descartes bereits stärkere rationale Züge trägt, so wenn es heißt: „Chimia incepi; multum per Medicam adjutus sum praxin; et firmiter me benedictam calcare viam credidi. Sed Vanitas Vanitatum!" (9/10).

Hier finden sich bereits der Begriff der „Chimia Medica", in die eine universelle Elementenlehre eingelagert ist: „Sunt Aer et Terra, respectu mediae Aquae, sicut in arbore ramus: Elementi partes, non elementa" (20). Erwähnt sei in diesem Zusammenhang auch des Helbigius „Epistola Intimorum jussu Amicorum Ad Fraternitatem Roseae Curcis Exarata", wo kritische Fragen auftauchen wie: „quid sit gravissimus morbus? Quomodo fiat? Quid, et unde, optimum Medicamentum? Quid Kawalistis signum hoc Chemicum ▽ significet? Quid in Kawala hoc signum chemicum ⊖ declarare velit?" (p. 85).

Mit dem 15. Jahrhundert bereits sehen wir in den Lehrgebäuden der Medizintheoretiker, wie das klassische Gleichgewicht von Theorica-Practica unter dem nominalistischen Übergewicht auf eine pragmatisch-technische Konzeption der Heilkunst zusammenschrumpft. Seit dem 16. Jahrhundert setzen für die abendländische Heilkunst zudem folgenschwere medizinphilosophische Innovationen ein, die sich nicht nur auf einzelne Methoden beziehen, sondern auch in den großen Entdeckungen von Vesal (1543) oder von William Harvey (1628) ihren Ausdruck gefunden haben. Gleichwohl konnte sich das klassische Schema der scholastischen Heilkunde im Schulsystem bis weit ins 17. und 18. Jahrhundert behaupten.

Der kurze Überblick zeigt, wie auch die Theoretische Pathologie sich durchweg noch archaischer Denkmethoden und spätantiker Wissensstoffe zu einer mehr und mehr pragmatisch orientierten Praxis bedient, die sich immer noch getragen weiß vom Gleichgewicht von Theorica und Practica. Bei aller Eigenständigkeit der Epochen, Zentren und repräsentativen Vertreter kann diese Art von Pathologie freilich kaum noch als eine autonome Einheit beur-

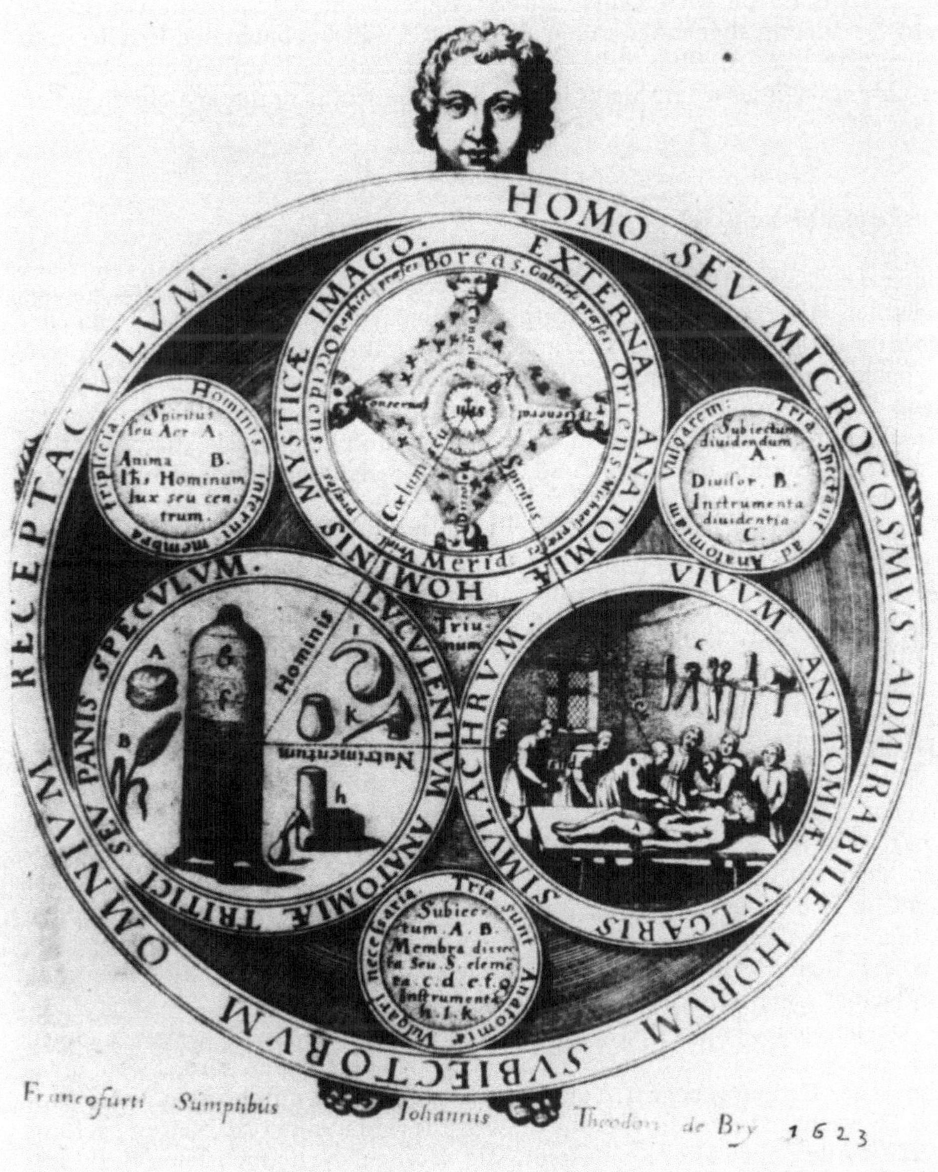

Abb. 5. Mikrokosmos-Schema aus Robert Fludd: Philosophical Key. Frankfurt 1623

teilt werden. Sie ist nur zu verstehen im naturphilosophischen Kontext, wobei ihre Quellengeschichte weitgehend unbeachtet blieb, ihre Wirkungsgeschichte noch keineswegs erhellt wurde.

Mit dem 17. Jahrhundert erst beginnt eine deutlichere begriffliche Unterscheidung zwischen dem „Kosmos" als der Vision einer geordneten Ganzheit, der „Welt" (mundus) und dem „Universum" (Galilei: „plura systemata in hoc mundo, ordinata ad unum") (vgl. Rossi, 1972). Im „Novum Organum" (1620) des Francis Bacon wird schließlich das Experiment, als „absichtliche Erfahrung", eindeutig abgehoben gegen alle bloße Zufallsbeobachtung. Erfahrungen solcher Art aber sind kontrollbedürftig. Richtschnur im Aufbau einer solchen Erfahrungs-Wissenschaft bleibt immer noch die Natur in ihrem zielgerichteten Handeln.

Zusammenfassung

Unter dem Leitbild der „Magia naturalis" erhalten wir Einblick in den kosmologischen Hintergrund einer Naturphilosophie, die nun auch der Krankheitslehre ihr theoretisches Gerüst vermittelt. Woher aber – so sollten wir uns fragen – kommt wohl dieses grenzenlose „Vertrauen in die Natur"? Woher nimmt sie denn ihre Autorität als letzte Entscheidungsinstanz? Und vor allem: Was ist diese Natur, die wir nur noch in ihrer Deformation kennen, als „natura pathologica", im „modus deficiens", und als solche denn auch der dramatische Hintergrund für alle Patho-Genese!

In seiner „Turba philosophorum" hatte Philippus Morgenstern noch 1613 geschrieben: „Es sei eine besondere Natur aller Dinge Anfang, eine stets währende, unendliche, die alles wärme und koche, und daß solche Natur zur Verderbung und Zeugung gewisse Zeit und Termin habe". Selbst für den aufgeklärten Leibniz ist dieses „arcanum" immer auch das Unergründliche der menschlichen Natur geblieben, jene mit dem Fortschritt der Wissenschaften immer mehr auch verdeckte und verdrängte anthropologische Komponente, die mit dieser Thematik zu suchen wir uns aufgemacht haben.

Die „magia naturalis" verließ mit dem 16. Jahrhundert mehr und mehr ihr erkenntnistheoretisches Fundament und wurde zu einer rasch vulgarisierten „magia artificialis", die sich den Methoden und Fortschritten der Naturkunden nicht anzupassen vermochte. Die „Mechanisierung des Weltbildes" hat dann im Laufe des 17. Jahrhunderts Gesetzmäßigkeiten der Natur erkennen lassen, die mit dem magischen Denken nicht mehr in Einklang zu bringen waren. Seit dem 17. und 18. Jahrhundert war die „magia naturalis" nur noch Stoffgebiet esoterischer Gemeinschaften.

Die hermetische Überlieferung scheint gleichwohl dadurch gekennzeichnet, daß „die Natur" als ein durchaus aktives Prinzip verstanden wird, als ein organismischer Ordnungsbegriff. Natur ist ein durch und durch organischer Prozeß. So wachsen selbst die Metalle in der Erde und können zur Reifung geführt werden. Alles, auch alles Kranksein, steht in einem sympathetischen Bezugssystem, hat seinen Bezug zum Menschen. Dieser ganz und gar qualitativen Naturordnung wird erst mit dem mechanistischen Denken des 17. Jahrhunderts ein quantitatives Weltmodell entgegengehalten. Beide Konzepte treten in Konkurrenz, bleiben auch lange noch in Konkordanz, wobei alle Versuche zur Synthese (Newton, Kepler, Leibniz) sich offensichtlich als *nicht* tragfähig erwiesen haben, trotz zahlreicher beachtlicher Versuche.

In seinem Traktat „Über die Zauberkräfte der Natur" (1819) will Karl von Eckartshausen noch zeigen, „daß eine vollkommene Harmonie zwischen dem Geistigen und Physischen existiere". Er findet es dabei als „sehr bewunderungswürdig, daß die Warheiten der Religion mit den grossen Warheiten der Natur eine genaue Analogie haben". Die Natur zeige uns auf diese Weise in allem „einen physischen Natur-Heiland", ebenso wie uns die Religion „den göttlichen Menschen-Heiland" offenbart hat. Für Oetinger noch war die Magie in diesem Sinne „eine der geheimen Weisheit, welche Gott in Erschaffung der Welt entfaltet hat, analog Kraft und Erkenntnis". Oetinger (1765) nannte daher die Magie „eine Wissenschaft der Freunde Gottes" (Die Theologie aus der Idee des Lebens, S. 185).

In den Rezensionen aus seinem Nachlaß lesen wir bei Hermann Hesse: „Die wirklich von der Magie des Mythischen erfüllten Dichtungen erinnern nicht an Gelesenes, sondern an Geträumtes. Hier ist die Schwelle, wo das Heute sich mit dem vor Jahrhunderten Gewesenen berührt. In unseren Träumen finden wir jene von der Logik entbundene Welt der Assoziationen und der Symbole wieder, aus welcher einst Sagen und Märchen aller Völker entstanden sind". Aus dieser Welt der Symbole lebte weithin der naturphilosophische Hintergrund der älteren Theoretischen Pathologie.

3 Das kosmologische Grundkonzept

3.1 Einführung

Vor dem naturphilosophischen Hintergrund einer Theoretischen Pathologie, wie sie uns im ausgehenden Mittelalter und mit der beginnenden Neuzeit die „Magia Naturalis" vermittelt hatte, begreifen wir nun deutlicher das anthropologische, besser noch: kosmologische Grundkonzept einer solchen älteren Krankheitslehre, die aus gänzlich anderen Erfahrungen gespeist wird, als sie der modernen Pathologie vertraut sind.

Daß der ärztliche Alltag seit alters mit kosmologischen Vorstellungen konfrontiert war, ergibt sich aus der pathischen Konstellation des Menschen. Elementenlehre und Säftequalifikation lieferten die verbindlichen Theorien zwischen Makro- und Mikrokosmos. Die Phänomene der Zeit, ihre Periodik und Rhythmik, spiegelten das leibhaftige Schicksal des Menschen wider. Die Zahlensymbolik ließ sich auf die siderische wie tellurische Welt anwenden. Im Tierkreis, dem Zodiakus, zog die Himmelsstraße, die Ekliptik, ihre gewaltige Bahn. Elementarmächte der Natur, der Tierkult der Frühkulturen, erste kosmische Berechnungen bildeten ein ungemein geschlossenes System, wobei die Sternzeichen bald schon mit Gottheiten identifiziert wurden und diese wiederum zur leiblichen Gliederung in Verbindung traten. Das Geheimnis der Ewigkeit leuchtete hinein in die Zeiträume und deren mysterienhafte Rhythmik.

Hier handelt es sich in der Tat um ein ungemein geschlossenes symbolisches Weltbild, das dem gemeinsamen Rhythmus von Makro- und Mikrokosmos auf die Spur zu kommen sucht und das sich an der Aussage der Hl. Schrift „Gott schuf die Welt nach Maß und Zahl" zu orientieren weiß. Raum und Zeit treten ein in ein integrales System und erlauben eine Deutung der Fülle an pathogenen Erscheinungen. Und wie die Sonne in ihrem Jahreslauf die zwölf Monatsstationen des Tierkreises am Himmel durchläuft, so verteilen sich auch die Sternbilder wiederum vom Scheitel bis zur Sohle über die Körperregionen –, ein heuristisches Prinzip, dessen äußere Formen man nicht voreilig zerstören sollte, will man dem Wesen der darin eingeborgenen Substanz auf die Spur kommen.

Saturn vor allem erscheint als ein leitendes pathogenetisches Prinzip: Er zieht alle Stoffe zusammen, wirkt konzentrierend, stringierend, führt zu Stauungen und Verkalkungen, bewirkt Verkümmerungs- und Alterungsprozesse, wirkt überall hemmend, erkältend und ist nicht zuletzt verantwortlich auch für die geistige Stumpfheit (acedia). So wird Saturn zum dunklen Gott, auskühlend und austrocknend, König der Schrecken, Herr der Seuchen, der Fürst der unteren Hemisphäre, der Träger der Unglückstage, der natürliche Beherrscher des Alters: Urahn der absteigenden Bahn der naturgemäß befristeten Lebenszeit.

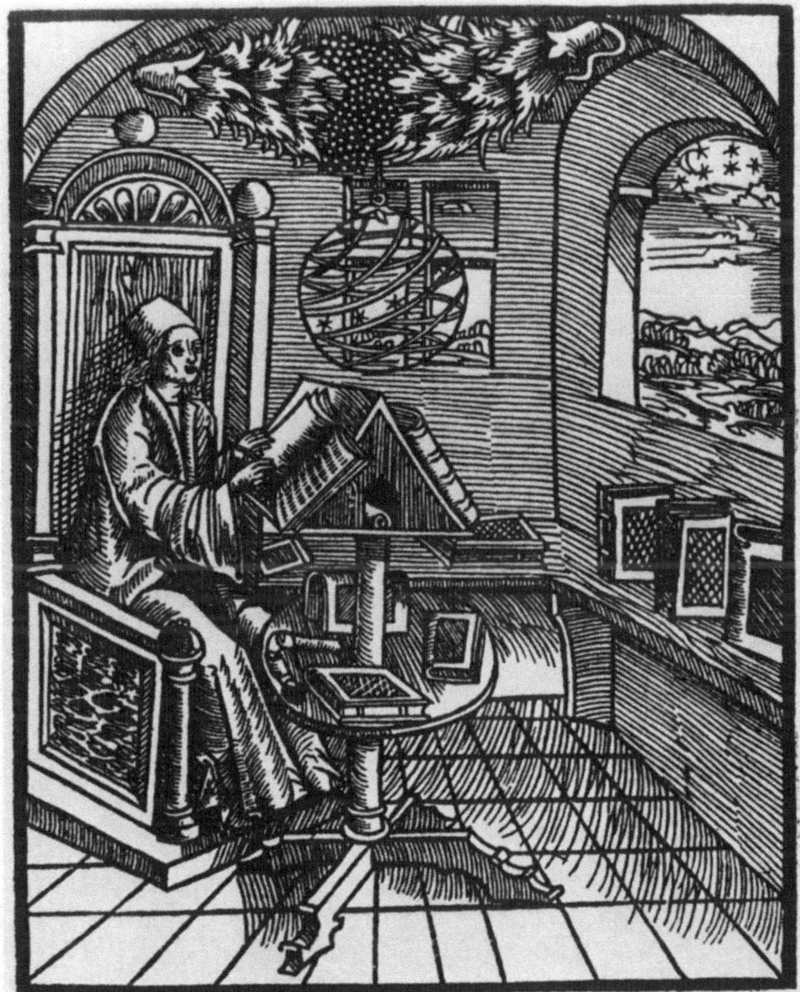

Abb. 6. Der Astrologe in seiner Studierstube.
Titelblatt einer Bauernpraktik aus dem Jahre 1512

Besonders stark greift neben dem Saturn auch der Mond in alles pathogenetische Geschehen ein. Als der Vegetationsgott überwacht er das humorale Fließgleichgewicht. Er wächst in seiner grünenden Frische und vergeht wieder im fahlen Licht. Als weiblich-sanftes Gestirn löst er die Feuchtigkeit, macht alles weich und fördert so die Auflösung. Er ist aber auch der Mutterleib, der alles gebiert und wiedergebiert. Mit seinem zunehmenden Licht mehrt sich das Blut im Organismus. Der Mondstand wird wichtig für den Aderlaß, aber auch für chirurgische Eingriffe und für Bereitung von Heilpflanzen.

Und so wirken – im schwächeren Maße – auch die übrigen Planeten: Mars vertritt das Feuerreich, durch das man hindurch muß; seine Farbe ist die des

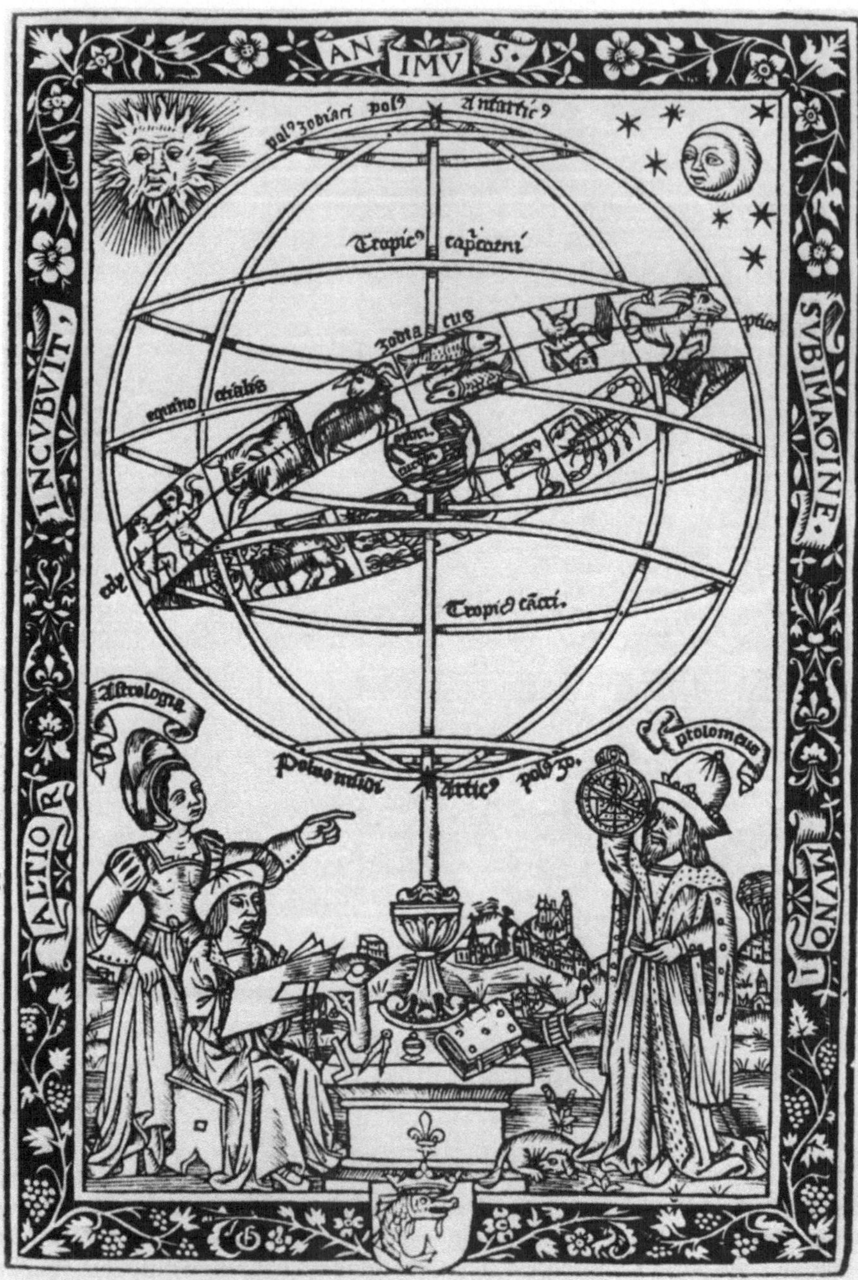

Abb. 7. „Astrologia" demonstriert die kosmischen Sphären.
Aus: Theoricarum novarum Georgij Purchbachij …" (1515)

Feuers. Er ist der König der Schlacht, die Sturmflut, der Donnersturm, der „Seuchengott" auch (so schon bei Sophokles). Jupiter gilt als der heiterleuchtende Stern des Lebens, wird daher geachtet als ein Herr des Lebens. Nach babylonischen Texten ist er „der Barmherzige, der Leben zu geben vermag und Gesundheit gedeihen läßt". Jupiter bringt uns die fruchtbaren Winde. Von Jupiter strömen ausgleichende Kräfte aus, alles Seiende durchströmend und die Ordnung erhaltend.

Erwähnt werden muß noch die Leber, jenes blutbildende Kardinalorgan, das als Quelle schwerster pathogener Entgleisungen galt. Erkrankungen im Blutsystem werden hervorgerufen durch Erhitzung oder Unterkühlung, Verdikkung oder Verdünnung, durch salzige, beißende oder fressende Veränderungen der Elementarstoffe, durch die „materia peccans" des Blutes, durch zu viel Galle oder Schwarzgalle oder Phlegma, die alle den Planeten unterstehen. In guten Zeiten beleben die Planeten die Eukrasie, bei schlechter Konstellation bringen sie Störungen und Zerfall.

Um in diesen verworrenen Überlieferungsstrang einen heuristischen Leitfaden zu legen, sollten wir uns zunächst an ein Schema halten, das diese „Astrologia Medica" zu gliedern und zu klammern verspricht (Schema 3).

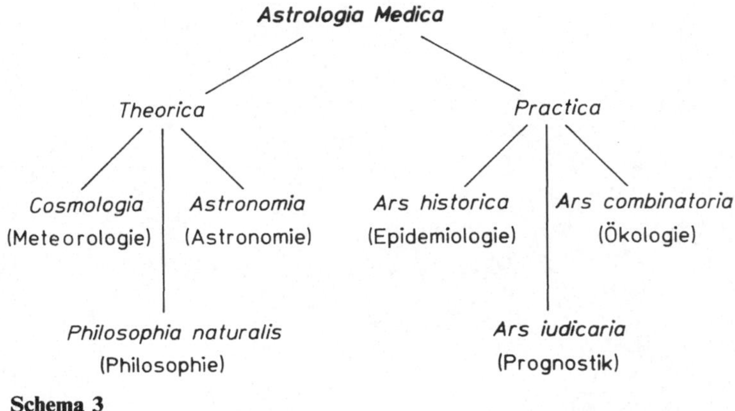

Schema 3

3.2 „Astrologia Medica" als Leitstern

Vor diesem naturphilosophischen Hintergrund stoßen wir nun in einem zweiten, mittleren und vermittelnden Aspekt konkreter auf die pathogenetischen Merkmale der älteren Krankheitslehre, genauer: auf das biographische Szenarium, wie es uns vorgestellt wird unter dem Leitbild der „Astrologia Medica". Auch hierzu ein kurzer historischer Exkurs!

Anfänge von Sternbeobachtungen lassen sich in Mittelamerika, China und Mesopotamien zurückverfolgen bis ins dritte Jahrtausend vor Christus. Sie dienten nicht nur praktischen Zwecken wie der Orientierung in Raum und Zeit, sondern auch einer Naturdeutung, die Himmel wie Erde von guten und bösen

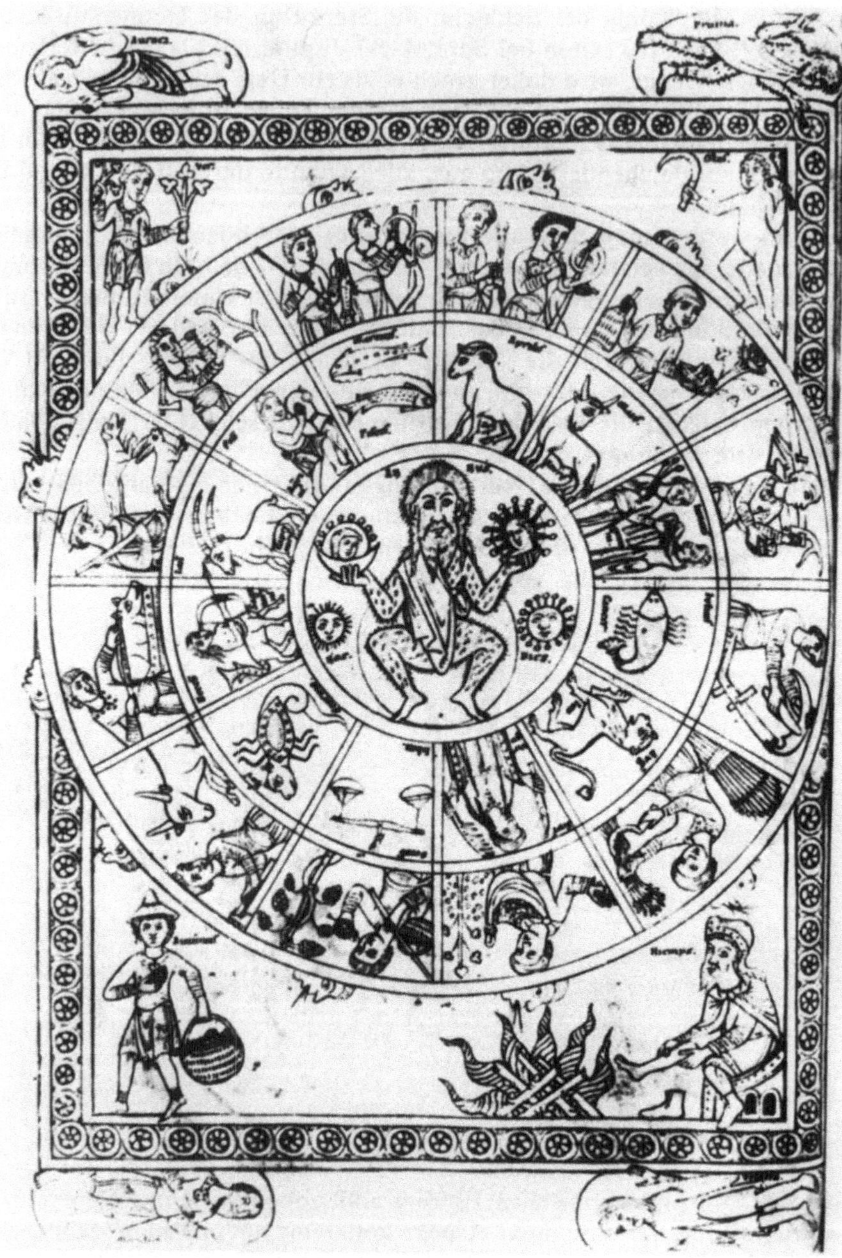

Abb. 8. Symbolik der kreisenden Zeit.
Zwiefaltener Handschrift des 12. Jahrhunderts

Mächten beseelt dachte. Von daher versteht sich die enge Verbindung von Astrologie und Astronomie, die bis in die Neuzeit reicht.

Die Ursprünge einer empirischen Astrologie haben wir bei den Babyloniern zu suchen. Über Ägypten hatte sich die Sterndeutung bis nach Indien ausgebreitet und kam, wieder über die Araber, im 13. Jahrhundert ins Abendland, um hier in der Renaissance eine neue Blüte zu erleben. Das astrologische Denken versucht, wesentlich detaillierter noch als die „Magia naturalis", einen durchlaufenden Zusammenhang zwischen Makrokosmos und Mikrokosmos herzustellen.

Die zentralen Impulse, die nach dem Verfall der hellenistischen Welt von dem persischen Bildungszentrum Gundishāpūr auf die Kulturkreise des Orients und des Abendlandes ausgingen, haben christliche und islamische Traditionen zu integrieren vermocht, um eine anthropologisch orientierte Wissenschaft zu bilden, in der Theologie und Jus ebenso eine Einheit bildeten wie die Heilkunde und die Philosophie. Diese Wissenschaft war ebenso kosmologisch wie anthropologisch fundiert. Ihr Kristallisationszentrum ist die äußere Welt mit den vier Elementen und Qualitäten, die den Makrokosmos und Mikrokosmos in eine verbindliche Entsprechung bringen.

Hinweise auf eine einheitliche astronomisch-astrologisch informierte Welt- und Menschenkunde finden wir schon im „Tetrabiblion" des Ptolemaios, in der „Eisagoge" (378 n. Ch.) des Paulus von Alexandreia oder im „Compendium" des Hephaistion von Theben. Der alexandrinische Aristoteliker Simplikios Kilikios schrieb um 530 n. Ch. einen Kommentar zu „De coelo", der im 12. Jahrhundert durch Wilhelm von Moerbeke aus dem Griechischen ins Lateinische übersetzt wurde. Astronomische und astrologische Aspekte werden durchweg anthropologisch intregiert; die Beseeltheit und Durchgeistigung des Kosmos erst gibt den Blick frei auf die zentrale Stellung des Menschen in der Welt.

Selbst die Elemente des Alphabets sind von Haus aus astral zu interpretieren, wenn „aleph" den Stier meint, „bet" das Haus, „gimel" das Kamel. Sie bilden als „stocheion" die Grundlage, ein Reihenglied, den Buchstaben, jeweils ausgerichtet auf ein Tierkreiszeichen (vgl. Dornseiff, 1925). Aus altbabylonischer Zeit (2. Jahrtausend v. Ch.) kennen wir eine Tierkreiskonzeption mit dem Kreis einer Ekliptik, die in zwölf Abschnitten, einem Gürtel von zwölf Sternbildern, gegliedert ist.

Im abgeleiteten Sinne erscheinen neben den Elementen und Säften auch die Lebensalter, die Tageszeiten, die Jahreszeiten, die Himmelsrichtungen usf. (vgl. Hübner, 1982). Auf diese Weise wurde nach und nach und Schritt für Schritt die ganze Welt in ein einheitliches, allgemeinverbindliches System gebracht.

Nur so gehören das Herz als die Wärmequelle des Organismus der Sonne, das Gehirn als die kühlere Schalttafel der Säfte dem Mond, die Lunge dem Merkur, die Leber dem Jupiter, die Milz dem Saturn, die Gallenblase dem Mars und die Nieren der Venus. Die planetarische Aufteilung des menschlichen Organismus wird bereits bei Ptolemaios erörtert (so im Tetrabiblion III, 12). Ausgebaut wird sie in der arabischen Medizin, um von hier aus in die lateinische Scholastik zu gelangen. Sie findet sich hingegen nicht – wie Boll (1974)

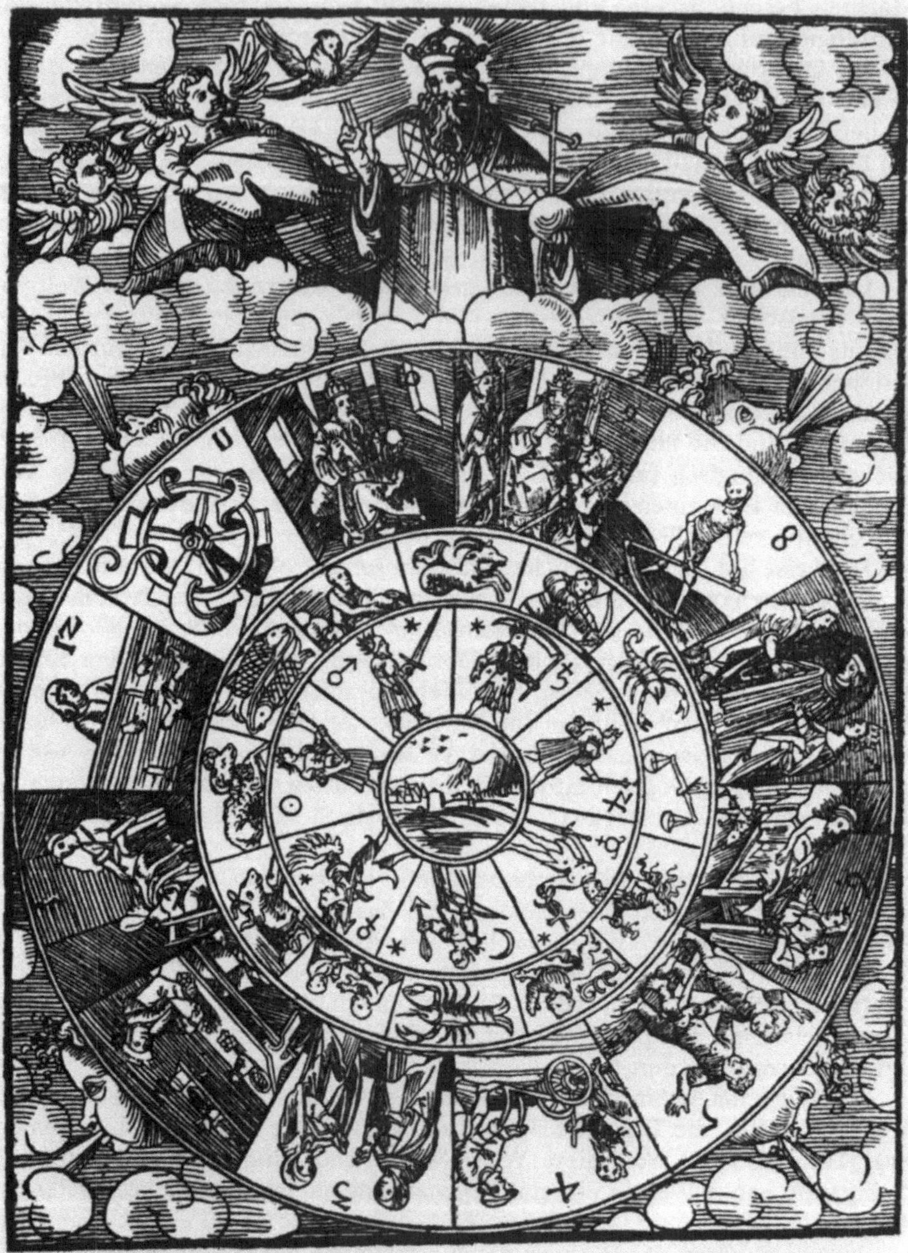

Abb. 9. Tierkreis- und Planetendarstellung.
Holzschnitt von Erhard Schön zum Nativität-Kalender des Leonhard Reymann (1515)

behauptete – bei Hildegard von Bingen, in deren Kosmosschrift lediglich von planetarischen Proportionen, hingegen nicht von einer stellaren Zuordnung zu einzelnen Körperteilen die Rede ist (vgl. etwa LDO, PL 197, 832).

Aus dem Tierkreiszeichen gedeutet werden neben den Krankheiten schließlich auch die möglichen Heilmittel, die Pflanzen, die Kräuter, die Steine, die Sprüche, der Aderlaß auch, alle jeweils in einem genauen kosmologischen Entsprechungssystem. Listen von planetarischen Heilpflanzen mit ihren speziellen Wirkungen findet man in zahlreichen Handschriften (vgl. Boll (1974) 139).

In der arabischen Medizin galt weithin die Astrologie als die Königin aller Wissenschaften, so bereits bei dem syrischen Christen Theophilos von Edessa, der als oberster am Hofe des Kalifen Al-Maḥdī lebte und 735 starb. Trotz aller Kritik eines Avicenna oder auch des Maimonides behielt die Astrologie ihr Prestige, das gerade durch die spätere positivistische Richtung, etwa bei Averroës, noch verstärkt wurde und auch für die lateinische Scholastik maßgeblich blieb. Aus averroistischer Naturphilosophie baut Michael Scotus (gest. 1234), Hofastrolog am Hofe Friedrichs II., sein astrologisches Weltbild auf (vgl. Liber introductorius, Cod. Scorial. f. III. 8 (s. XIV) et alii). Der Staufer Ezzelino umgab sich mit einem ganzen Hof von meist sarazenischen Sterndeutern. Leo X. gründete an der Sapienza, der päpstlichen Universität zu Rom, einen eigenen Lehrstuhl für Astrologie. Ottheinrich von der Pfalz ließ nicht nur kostbar illuminierte Handschriften zusammenstellen, sondern verewigte sein astrologisches Weltbild auch am Heidelberger Ottheinrichsbau. Mit den sieben Planeten wird das königliche Schloß in das Gesamt des Kosmos eingefügt. Es ist die Beseeltheit, die Durchgeistigung des Alls, die erst den Blick freigibt auf die zentrale Stellung des Menschen in dieser Welt.

Hinzu kommt nun eine gegenläufige Zuordnung der anthropologischen Schichten zur Abstufung der Sphären – wie sie schon Makrobius mit seinem Kommentar zum „Somnium Scipionis" (s. IV.) geliefert hatte –, wonach Saturn dem „Logistikon" (Theoretikon) entspricht, Jupiter dem „Praktikon", Mars dem „Thymikon", die Sonne dem „Aisthetikon" (Phantastikon), die Venus dem „Hermeneutikon" und Merkur dem „Phytikon". Indem die Seele sich auf ihrer Himmelsreise herabbegibt von Sphäre zu Sphäre, vermag sie gleichzeitig immer neue und höhere Schichten zu entwickeln.

Ganz ähnlich hat später der arabische Astronom Abū Ma'sar in seinem „Buch der Mysterien" das Heranwachsen des Kindes im Mutterleib mit den planetarischen Konfigurationen verglichen. Saturn gibt durch seine Kälte dem Lebewesen ein Gerüst (coagulatio); Jupiter macht den Embryo symmetrisch; Mars verleibt dem Keimling das Blut ein; die Sonne führt im 4. Monat den Atem zu; die Venus differenziert im 5. Monat das Geschlecht; der Merkur gibt im 6. Monat die Stimme, und der Mond vollendet im 7. Monat den äußeren Habitus – ein dem Mittelalter geläufiges Grundschema, daß über Michael Scotus zu Albertus Magnus kam.

Wie in den astronomischen Grundwerken der Araber – bei Al-Battanī oder Abū Ma'sar – die „scientia stellarum" als älteste und wichtigste Kunst besonders herausgestellt wird, so beginnen auch die astrologischen Traktate mit einer durchweg übereinsimmenden Empfehlung auf Alter und Nutzen der „ars astrorum". Der Wirklichkeitsgehalt der astrologischen Symbole findet seine

Entsprechung in der evidenten Reichweite kosmophysischer Zusammenhänge. Die Gesetze der unbelebten Natur stehen in einer spezifischen Beziehung zu den Ordnungen der menschlichen Seele (Strauß-Kloebe, 1977). Auch hier war es wiederum die in aller Realität durchleuchtende anthropologische Matrix, die sich freilich im Zuge der Verwissenschaftlichung aller Erfahrungen nicht durchzusetzen vermochte.

In einem „Astronomischen Lehrbüchlein" – nach der handschriftlichen Fassung des Cod. Heidelbergensis Palat. Germ., nr. 191 – des 15. Jahrhunderts lesen wir von den zwölf Zeichen des Gestirns: „Das sind die zwölf straßen an den himeln die unsern leib bewegent und gewalt darüber habent" (Stegemann, 1944). Es ist kein Zufall, daß so zahlreiche Produkte der Volks- und Laien-astrologie, vor allem auch Texte über die „Planetenkinder", in die Frühdrucke aufgenommen wurden. Auch Placidus de Titis, Professor der Mathematik und Physiologie zu Padua und Pavia, erklärte noch im 17. Jahrhundert die Zwölfer-teilung des Tierkreises mit der Annahme proportional einander folgenden Zo-nen, bedingt durch den Sonnenlauf, dem „Horoscopus" also, was wörtlich meint: „die Stunde anschauende Stelle des Tierkreises".

Im einzelnen werden den zwölf Tierkreiszeichen zugeordnet: die Jahreszei-ten und die Lebensalter, alsdann die zwölf Körpergliederungen „de capite ad calcem" (Haare, Augen, Kiefer, Schultern, Brust, Bauch, Geschlechtsteile, un-tere Extremitäten), jeweils wiederum differenziert nach Qualitäten, Tempera-menten, Farben sowie dem Verhalten beim Koitus. Diese biographischen Zu-ordnungen erscheinen besonders ausgeprägt in der arabischen Astrologie (vgl. Ullmann, 1972), und sie kehren wieder in der modernen Tiefenpsychologie (vgl. Strauss, 1953).

Der Szientifikationsprozeß der Astronomie hat bereits im hohen Mittelalter eingesetzt, sicherlich seit dem 14. Jahrhundert, und er steht offensichtlich im Zusammenhang mit der zunehmenden Aristoteles-Kritik und der erstarkten Ti-maios-Kommentierung. So hatte Johannes Buridanus bereits in seinen „Quae-stiones de caelo et mundo" der mittelalterlichen Lehre von der Bewegung der Gestirne durch himmlische Intelligenzen eine klare Absage erteilt. Die Astro-nomie ist nicht mehr auf menschliche Bedürfnisse, sondern unmittelbar auf die „gloria Dei" gerichtet (Nobis, 1977).

Damit haben wir bereits den Kristallisationskern jener „Astrologia Medi-ca" im Griff, die ihre geistige Blütezeit im 15. und 16. Jahrhundert hatte, ehe sie mit dem 17. und 18. Jahrhundert ihre Verbannung ins Reich des Aberglau-bens erlebte, um in unseren Tagen etwa von der Symbolforschung wiederbelebt zu werden. Astrologisches erfährt man nämlich nur über das Symbol und eben nicht über den Begriff. Mit der Theorie der Astrologie ist ein Erfassen von „Ordnungselementen der Psyche" (Strauß-Kloebe, 1977) gegeben. Astrologie in diesem Sinne war für C. G. Jung nichts Geringeres als die „ältere Schwester der Psychologie".

Eine aristotelische Kosmologie nach Thomas von Aquin wird in einem Ma-drider Codex 9176 ganz selbstverständlich zu den „septem artes liberales" ge-rechnet (f. 57ʳ). Für die legitime Einordnung in das Wissenschaftssystem spricht bereits der Titel: „De admirabili corporum coelestium virtute in hac in-feriora, atque ex illis vera, licita et Christiana divinatione tum circa coelestes et

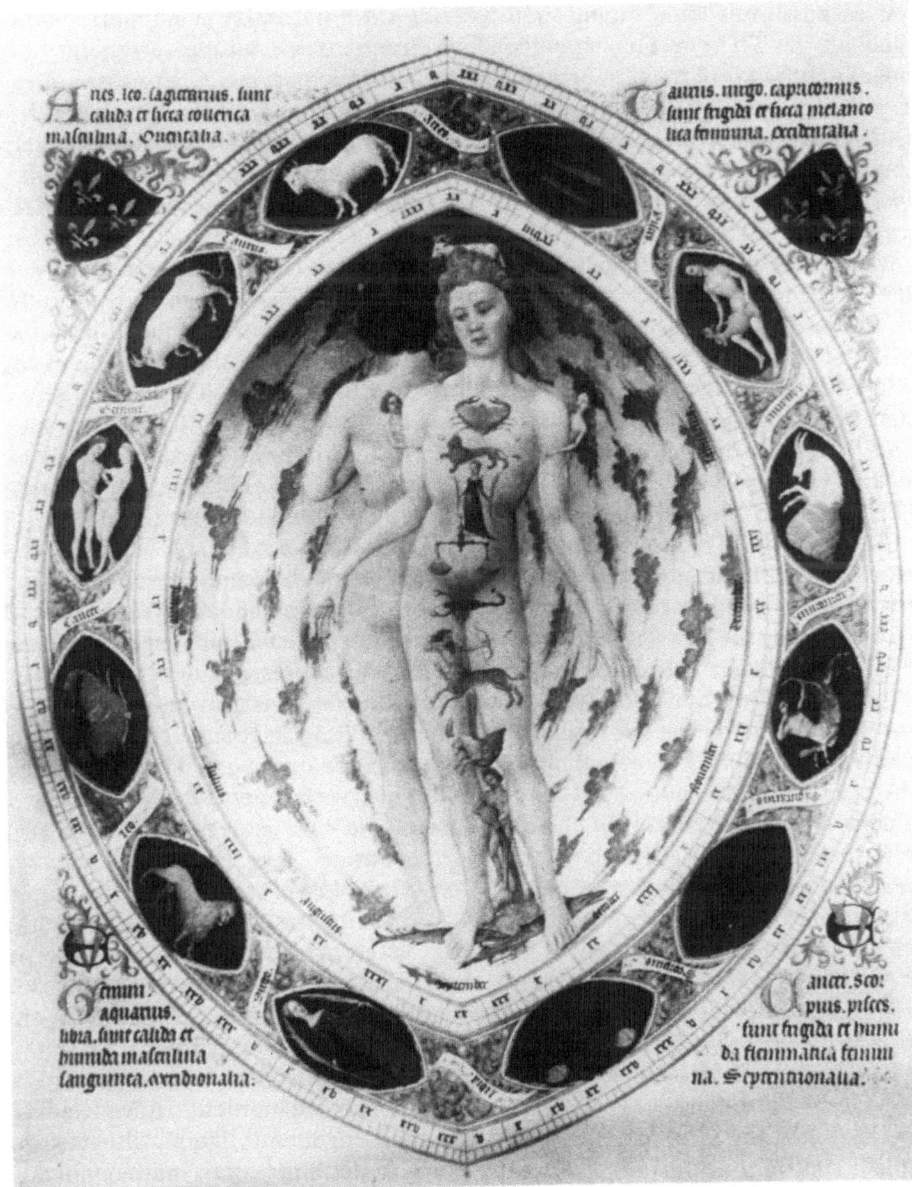

Abb. 10. Mensch im Tierkreis.
Aus: Les Très Riches Heures du Duc de Berry, s. XV

physicas passiones, cum etiam circa fortuita entia naturalia et humana, iuxta Angelicam D. Thomae Doctrinam". Die Tendenz des Traktates erscheint besonders deutlich in f. 50^r: „Astrologus de actionibus humanis ut in passionibus vera potest praescire". Als irriger Aberglaube indes wird die Annahme bezeichnet, der Arzt könne die „nativitates" bestimmen oder die Sterne könnten der Geburt ihre Kräfte einprägen. Eine gute oder schlechte Geburt hänge vielmehr in erster Linie von der natürlichen Konstitution, und keineswegs von der astralen Konstellation ab.

Wesentlich nüchterner gehalten sind die frühen Übersetzungen aus dem Arabischen, so eine Toledaner Handschrift (Ms. 98–32) aus dem 13. Jahrhundert, die jetzt (als Cod. 10016) in der Biblioteca Nacional zu Madrid liegt. Es handelt sich um die berühmten „Astronomischen Tafeln" des Khwārizmī in der lateinischen Übersetzung des Adelard von Bath und nach einer redaktionellen Bearbeitung des Robertus Ketenensis (vgl. Millás, 247 ff.). Auf der gleichen Ebene liegt der Almagest des Ptolemaios, der in der lateinischen Übersetzung des Gerhard von Cremona – ebenfalls nach einer Toledaner Handschrift (Ms. 98–15) des 13. Jahrhunderts – als Cod. 10113 in Madrid zu finden ist.

Ein Madrider Tractatus Astrologicus (Cod. 9345) aus dem 17. Jahrhundert versucht die verworrenen Überlieferungsstränge noch einmal zu schematisieren. Unter Astrologie werden zunächst zwei völlig verschiedene Wissenschaften verstanden, die Astronomie im engeren Sinne, die sich mit der Bewegung der Himmelskörper befaßt, und die Meteorologie, die es mit den natürlichen Veränderungen auf der Erde zu tun hat. Für die erste Disziplin gilt Ptolemaios als Autorität, für die letztere Aristoteles; beide Wissensgebiete freilich hätten die Alten als „scientia astrologica" bezeichnet. Astrologie wird darüber hinaus nicht nur als „mathematica ars", aufgefaßt, sie wird sogar als „ens naturale" mit dem Wesen der Natur gleichgesetzt (astrologia est ens naturale). Nach anderer Ansicht stehen lediglich die „causae secundae" der Himmelskörper zur Debatte, die von Gott selber oder auch von einem Engel in ihrem Bewegungseffekt variiert werden könnten, im Spielbereich seines freien Willens dann auch vom Menschen. Eine dritte Meinung differenziert die spekulative Seite der Astrologie stärker von ihrer praktischen Ausübung. Rein praktische Prozeduren, die sich etwa der Zauberzeichen bedienen, werden indes deutlich von der „Astrologia" abgetrennt und zur „Magia naturalis" gerechnet.

Eine geradezu klassische Gliederung der scholastischen Astrologie bringt der Codex Palatinus 1212 (s. XIV), um 1367 in Paris entstanden, früher Heidelberg, jetzt in Rom. Die Folios 22^r–24^r berichten eingehend „De partibus astronomie". Astronomie zerfällt zunächst in drei Teile, eine „pars mathematica", welche die astralen Proportionen und Bewegungen erklärt und daher – nach Isidor von Sevilla – „Astronomie" im engeren Sinne genannt werden sollte.

Daneben beschreibt eine „pars naturalis" die natürlichen Kräfte, die aus dem Kosmos auf Gesundheit und Krankheit, das Wetter, die Fruchtbarkeit u. ä. einwirken. Obschon als Naturwissenschaft (vera scientia in natura) anzusehen, unterliegt das hier zu untersuchende Geschehen oft auch dem Zufall und kann daher weitgehend vernachlässigt werden. Zu kompliziert sind die unendlichen Möglichkeiten stellarer Einwirkungen, zumal das Kräftesystem als solches immer in Bewegung ist und nie an einem Punkte zu fassen wäre (nec per momentum stat). Daher wird eine naturwissenschaftliche Evidenz von dieser Disziplin nicht zu erwarten sein, zumal die Komplexität der Phänomene die Kapazität des Menschen übersteigt (propter angustiam capacitatis humane).

Schließlich finden wir in dieser Palatina-Handschrift eine „tertia pars astronomie", die nur „quasi naturalis" erscheint, weder echte Wissenschaft noch purer Aberglaube. Diese Disziplin versucht, aus der astralen Konstellation Zukünftiges vorherzusagen oder in das Zufallsgefüge des Alltags einzugreifen, was vielfach mit offenem Betrug einhergehe (est autem non sciencia sed magis decepcio et mendacium in seipsa). Diese Disziplin heißt daher auch „astronomia iudicialis" oder genauer „Astrologia". So hat schon Isidor Astrologie als „quasi sermo de astris" zu deuten versucht, weil hier mehr über Gestirne geredet als wirklich etwas gezeigt wird. Ähnlich hat dies der Toledaner Archidiakon Gundissalinus formuliert: „Astrologia est sciencia, que cursus et posicionem stellarum secundum opinionem hominum describit ad noticiam temporum i. e. temporalium eventuum". Auch hier wird die Astrologie zurückverwiesen auf ihre anthropologische Evidenz; sie ist nicht mehr und nicht weniger als ein anthropomorphes System zum Verständnis der Welt.

Daß die Wirkungen auf den Organismus nicht von der faktischen Konstellation ausgehen, sondern von einem gedachten Tierkreiszeichensystem, war schon die Ansicht des Origines (nach Boll (1974) 131). Es ist in der Tat ein durch und durch anthropologisch durchdachtes Weltbild, aus dem die alten Ärzte ihre Erfahrungen gewannen, ein sicherlich spekulatives System, dessen Effektivität indes kaum zu bezweifeln sein wird. Mit der systematischen Aufgliederung in Häuser, Bezirke, Dekane, Erhöhungen und Erniedrigungen waren erstmals feste Bezugspunkte gegeben zwischen dem Planeten und den Tierkreiszeichen, die nunmehr bedeutend werden für die Interpretation der jeweiligen Konstellation. Hierbei ist besonders hervorzuheben, daß ganz konkrete Lebensbereiche zu einem Problem werden, auf welches die „Astrologia medica" jeweils eine Antwort weiß, so neben dem Lebenskreis insgesamt (horoscopus) die verwandtschaftlichen Verhältnisse und die Umweltveränderungen, so insbesondere die „mala fortuna" um Gesundheit und Krankheit, kurzum: das gesamte biographische Szenarium von der Geburt bis zum Tode.

Gerade die bis weit ins 18. Jahrhundert weiterfließende handschriftliche Überlieferung, die m. E. als ein lebendigeres Zeugnis für das zeitgenössische Wissen und Denken gelten darf als die eher wissenschaftspolitisch programmierten Drucke, zeigt uns deutlich, daß wir es bei der älteren Astrologie nicht mit Sterndeutung oder Horoskopstellung zu tun haben, sondern eher mit einer ökologisch orientierten Medizin.

Was uns die Texte in erster Linie bieten, sind denn auch prognostisch interpretierte Krankengeschichten, wirklich noch Geschichten und Geschichte einzelner Kranker, das Schicksal dieser Patienten also, das nicht aus der Erbwelt allein, sondern auch aus der Umwelt gedeutet wird –: Umwelt im weitesten Sinne, wie sie Hippokrates als Umgang mit Licht und Luft, mit Boden und Örtlichkeit, mit Wasser und Wetter, mit den Klimata und humaner Atmosphäre beschrieben hatte, weshalb diese Krankengeschichten auch eine auffallende Ähnlichkeit mit den hippokratischen Epidemien aufweisen. Als Kriterien der Umwelt und Mitwelt findet der Arzt als der Zeuge der großen und der kleinen

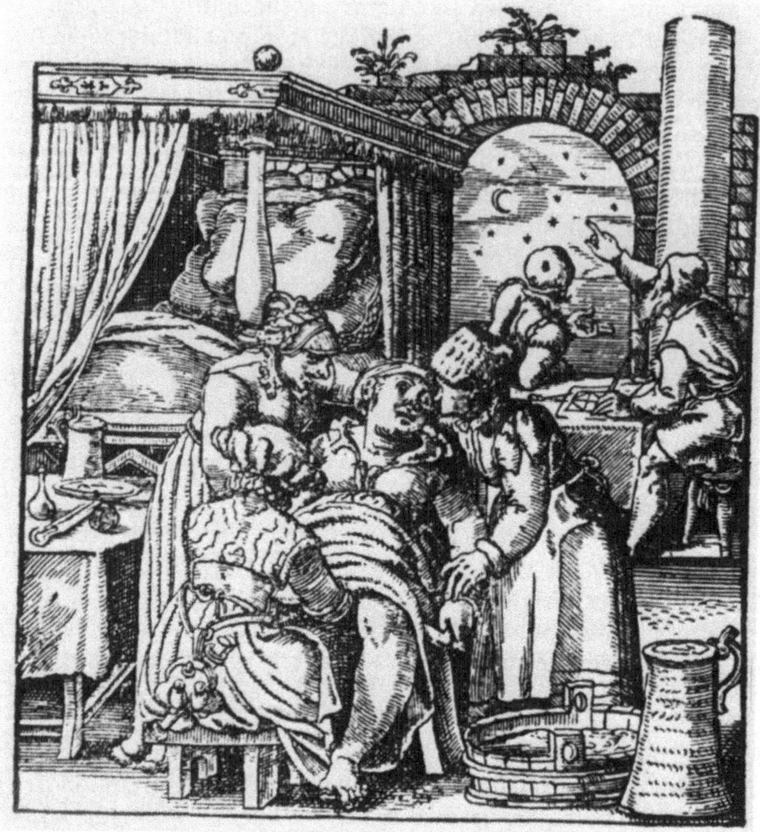

Abb. 11. Astrologen in der Geburtsstube.
Holzschnitt von Jost Amman
(aus: Strauß, Der astrologische Gedanke (1926) 55)

Szenen des Lebens das gesamte Szenarium des Alltag wieder: Empfängnis und Geburt, Lebensalter und Lebenskrisen, Umgang mit Frauen, Umgang mit Freunden, Reisen und Geschäfte, Altern und Sterben.

3.3 Das biographische Szenarium

Mit diesem Szenarium des Alltags sind wir auf einen Kern der älteren Krankheitslehre gestoßen, der von der Wissenschaftsgeschichte unbeachtet blieb und der dennoch als ein Kristallisationszentrum für das Verständnis des Pathologischen angesehen werden muß. In einer Madrider Sammelhandschrift aus dem 12. Jahrhundert fanden wir bereits die enzyklopädische Breite dieser kaum schon von Arabismus beeinflußten Bildungslandschaft. Neben rein astronomisch oder geographisch orientierten Texten des Aratus und Beda Venerabilis fanden wir hippokratische Traktate über die vier Winde, die Natur des menschlichen Körpers, den Aderlaß und über die Diät im Wechsel eines Jahreslaufes.

Unter dem Titel „De Regimine Sanitatis" bringt Petrus Hispanus diätetische Regeln nach dem Modell der „Dieta Hippocratis per singulos menses" (vgl. Cod. Lat. 11420 BN Paris (s. XV); ed. Da Rocha Pereira (1973) 414–419). Ähnliche diätetisch informierende und ökologisch orientierte Traktate führen zahlreiche Toledaner Handschriften, so der Cod. Tolet. 97-19 (s. XIV) mit einem „Incipit liber aristotilis de secretis secretorum sive de regimine Regum principum vel dominorum", dem folgt ein „Incipit liber de sanitate conservanda a magistro Johanne de tholeto compositus", eine Gesundheitslehre also nach Galen und Isaac Judaeus in der Fassung eines Johannes von Toledo mit dem charakteristischen „Explicit liber aristotilis de secretis secretorum sive de regimine principum".

In die gleiche Literaturgattung führt der Cod. Tolet. 17-25 (s. XIV) mit seinem: „Incipit liber aristotilis de Regimine regum vel principum vel dominorum vel secreta secretorum vel epistole aristotilis ad allexandrum discipulum suum. Prologus eius qui transtulit librum de arabico ydiomate in latinum" (f. 12ʳ). Eingestreut in diese Diätetik finden sich zahlreiche pathogenetische Beobachtungen, so auf f. 41: „Docet cognoscere mores hominis per disposicionem ventris …". Aus gleichem aristotelischem Geist, aber eher im hippokratischen Stil, schrieb noch Luis de Toro, ein Arzt zu Placenta, einen Traktat „De Febris" (Burgos 1574), in welchem er eine detaillierte Krankengeschichte aus dem Jahre 1568 schildert.

An dieser Stelle sollte noch deutlicher gemacht werden, was mit diesen frühen Modellen einer ökologisch orientierten Medizin gemeint sein könnte. Ein „Codex 9099" aus dem 17. Jahrhundert zu Madrid bringt unter „Notabilia in astrologicam medicinam" über 200 Krankengeschichten nach dem gleichen „astrologischen" Schema, einer Astrologie jedenfalls, wo nirgendwo etwas von astraler Konstellation zu spüren ist, vielmehr alles bei der Entstehung von Kranksein und dem Verlauf der Erkrankung sehr natürlich zugeht. Nach dem Schema der hippokratischen „Epidemien" werden glückliche oder unglückliche Geburtsfälle, Unfälle mit glücklichem oder tödlichem Ausgang, Fieberfälle, die gut oder schlecht enden, Mord oder Selbstmord beschrieben. Einige Beispiele für dieses biographische Szenarium, voll von Anfällen, Zufällen, Unfällen!

Im September 1668 fiel auf einer Brücke bei Roscafria ein Nicala Gonzales vom Maulesel und erlitt eine große Kontusion am linken Oberschenkel, die zu einer Geschwulstbildung mit starker Eiterung führte. Geheilt wurde er vom Chirurgen Ambrosio Pérez. Auch Johannes von Cazorta tat im August 1665 einen bösen Sturz. Der 46jährige Mann brach sich den linken Unterschenkel. Geheilt wurde er von einem alten Weib (a quadam muliere vetuta). Im Dezember 1663 fiel die Ehefrau des Antonius von Castellana in einen Sumpf, wo sie erstickte. Sie war schwermütig gewesen (erat melancolica). Eine besonders lakonische Krankengeschichte: Im August 1665 wurde Franciscus von Segovia ärztlich purgiert und starb innerhalb einer Stunde. Was war hier die Wirkung des Medikaments, was bedeutete der ärztliche Eingriff, wo war die Konstellation und wo die natürliche Konstitution?

Weitere Fälle: Johannes von Martin de Pinas tötete im April 1671 in einem Wutanfall seinen 19jährigen Sohn. Wo waren die Sterne? – Was machten die Sterne, als Franziscus a Sanz im Januar 1671 starb, nachdem er sich nach einer heftigen Erkältung in den Bergen eine schwere Lungenentzündung zugezogen hatte? – Einen natürlichen Tod starb im Januar 1670 auch Doña Maria Vatençuéla, mitten unter der Geburt ihres Sohnes, den sie noch, ehe sie verschied, mit großer Freude angeschaut hatte (quem cum vidisset, gaudio visit).

Alles physische Leben, und in exemplarischer Weise der Mensch in seinem Kranksein, wird nicht nur theoretisch an den Tierkreis geknüpft, sondern auch jeweils in praxi aus ihm deutbar. Nur so hängen Gesundheit und Krankheit von den „Sternen" ab, wie dies der Begriff „Influenza" besagt, der noch im Jahre 1611 als „Ergießung des Gestirns" verdeutscht wurde. Aus der Astrologia Medica, die man später auch Iatromathematik oder Iatromechanik nannte, werden dann konsequenterweise auch die pathologischen Massenerscheinungen gedeutet, die großen Seuchen, der „Schwarze Tod" oder die Syphilis.

Man wird sicherlich weder die Dichtungen noch die Monumente der späten Scholastik wie auch der frühen Aufklärung verstehen, wenn man nicht die durchlaufende Bedeutung der astrologischen Theorien berücksichtigt. Man denke nur an Dürers „Melencolia" (1514), aber auch an das Schrifttum des Marsilio Ficino oder eines Agrippa von Nettesheim.

Überall ist es der „nous poietikos", der in der Leiblichkeit schafft, indem er direkt in die Eukrasie der Elemente und Säfte eingreift. Vom Augenblick der Geburt an beginnt dann aber auch schon die Zeitlichkeit abbauend zu wirken: „lumen temporale corrumpit". In klassischer Form erscheint diese Gesetzlichkeit bei Petrus Hispanus, dem späteren Papst Johannes XXI. und seinem Diktum: „Tempus est causa corruptionis", was Paracelsus verdeutscht hat mit: „Die Zeit ursachet die Fäule in allen den Dingen".

Von einer „Astromedizin" bei Paracelsus hingegen sollte nur mit aller Vorsicht gesprochen werden. Hier geht es eben nicht um vulgäre Sterndeutung (von der es heißt: „Das alles ist nix!"), sondern eher um mikro-makrokosmische Analogien, so, wenn wir im „Paragranum" lesen: „Der Mensch ist nach Himmel und Erden gemacht .... Sein Vater ist Himmel und Erde, Luft und Wasser ... Darum aus dem folgt, daß der Arzt das wissen soll, daß im Menschen sind Sonne, Mond, Saturnus, Mars, Mercurius, Venus und alle Zeichen" (VIII, 164). Die Zeichen vermitteln uns lediglich die Dimension der Zeit, und „daß der Himmel sich in uns solle leiben". Zur Welt des Raumes tritt hier eine ganze Welt an Zeit, an „Zeitigung", an „maturatio" in der Zeit, was ein Arzt einfach kennen muß, will er etwas mehr sein als ein „Verwalter des Glücks". Als eine Zeitkunde ist daher das „Ens astrale" zu verstehen und wird damit auch zum wichtigsten Anwendungsbereich einer Theoretischen Pathologie. Nur so konnte Abdias Trew in seiner „Astrologia Medica" behaupten: „haec est Astrologia mea ad Medicinam applicata".

Daß dieses sich so eindrucksvoll darstellende Szenarium des Alltags nicht auf das Individuum beschränkt bleiben konnte, sollte nicht übersehen werden.

Daß eine Erscheinung wie Auftreten und Ausbreitung der Syphilis aus dem geläufigen Weltbild gedeutet werden mußte, ist beinahe selbstverständlich. Die „große Konjunktion" der Planeten geschah im Jahre 1484, im Zeichen des Skorpion, und damit der Geschlechtssphäre, als dessen Herr der „cholerische" Mars galt.

So schreibt Johann Lichtenberger, daß große Leiden mit jämmerlichem Sterben entstehen werden. „Sie werden schwach und gebrechlich sein, und die hinfallende seuch haben und wansynnig werden. Die pein der heimlichen Krankheit werden sie leiden. Viel gichtprüchtige und viel aussetzige werden under yhn sein. Und viel werden fleckichte geschwür an yhn haben".

Die gesamte Phase der Syphilis-Seuche wird 1484 von Paulus von Middelburg in Antwerpen geschildert. Ihre volle Ausbreitung erfährt die Seuche im Jahre 1492, um 1500 erlischt sie oder wird umgewandelt. Beschrieben werden Symptome wie geschwürige Flecken (exculcerata macularum labe possessi); Prophylaxe wird empfohlen, die Prognose als dubiös angesehen (vgl. Sudhoff: Aus der Frühgeschichte der Syphilis). Geographische Verbreitung wie zeitliche Ausdehnung erscheinen planetarisch determiniert. Die Wanderungen der Gestirne lassen gleichsam die Seuchenwege vorausbestimmen, so daß man astrologische Karten der Epidemie anlegen konnte. Hierzu bemerkt Kepler lakonisch: „Mit der Austeilung der Zodiaci in zwölf Zeichen wird zwar der Kunst gedient, es hält aber die Natur nicht eben diese Ordnung" (nach Steinlein, 1915, S. 387).

Vor allem die Ende des 15. Jahrhunderts grassierende Syphilis wurde – neben dem Kontagium – als durch Gestirne verursacht gedacht, durch eine bestimmte Konstellation von Skorpion und Saturn in erster Linie. Im Jahre 1500 erschien in Rom eine Schrift „De morbo foedo et occulto his temporibus affligente" aus der Feder des Pedro Pinctor (1423–1503), des spanischen Leibarztes des Papstes Alexander VI. Entstehung, Ausbreitung und Ablauf der Seuchen werden jeweils durch die Konstellation erklärt. In der „Theosophia Practica" des Johann Georg Gichtel (Leyden 1722) wird sogar das „eheliche Beischlafen" verlästert als das „unreine, unkeusche, geile und mehr denn tierische Wesen" und statt dessen der Umgang mit der „Jungfrau Sophia" empfohlen.

Als kosmologisch geprägt erscheint die Syphilis in dem bekannten Lehrgedicht „Syphilis sive morbus gallicus" (1530) des Girolamo Fracastoro (1483–1553). Da die Elemente den Gestirnen unterworfen seien, könnten auch durch bestimmte Konstellationen spezifische Veränderungen hervorgerufen werden. So wirkt der Mond auf das Feuchte usf. Ende des 15. Jahrhunderts schrieb Diego de Torres, Professor der Astrologie an der Universität Salamanca, einen Traktat „Eclipse del sol" mit dem Untertitel „Medicinas preservativas y curativas y remedios contra la pestilencia" (Ed. Amasuno, 1972).

In seiner Schrift „Von der Erfahrung in der Arzneikunst" (Zürich 1787) spottet Johann Georg Zimmermann noch über seinen Kollegen Caspar Torella, „welcher den Ursprung der Liebesseuche, dieser häßlichen Krankheit, in eine gewisse Vereinigung der Planeten setzte, da sie doch von der bekanntesten aller Vereinigungen abhinge".

3.4 „Astrum" als anthropologische Grundfigur

Die Astrologie wird in den Handschriften des späten Mittelalters in der Regel unbedenklich den sieben freien Künsten zugerechnet. Ihre Autorität nimmt diese Disziplin aus Hippokrates und den arabischen Autoren, aber auch aus der Hl. Schrift. Christus gilt als der „große Astrologe" und wird gerühmt als das „Haupt aller Astrologen".

Auch in zahlreichen Inkunabeln und Frühdrucken wird als „Astronomia Hippocratis" eine astrologische Heilkunst empfohlen, wobei ausdrücklich auf das Alter und damit die Würde dieser Grunddisziplin der Medizin verwiesen wird. Allerdings muß auf die methodische Einschränkung im Gebrauch von „Astrologia" hingewiesen werden, ein Begriff, der auch für Meteorologie oder Prognostik stehen könnte. Vielfach war Astrologie auch zu rein diplomatischen Zwecken im Gebrauch, so im Kalifat zu Córdoba bereits im 10. Jahrhundert, wo die Astrologie vor allem zur Kalkulation politisch relevanter Termine diente (vgl. Vernet, 1970).

Daß die elementarische Welt den Gestirnen unterworfen ist, findet man auch in den Predigten des Berthold von Regensburg (†1272): Gott der Herr habe den Sternen Kraft gegeben über alle Kreatur, Kraft auch über unseren Leib und seine Gesundheit; nur über unseren Willen haben sie keine Gewalt. Hier tritt die anthropologische Grundfigur deutlich zutage, von der auch das pathogenetische Moment als abhängig erscheint. Die Astrologie gewinnt daher die verschiedensten Aspekte auf die Medizin, indem sie Aussagen erlaubt auf den jeweiligen Ort der Erkrankung (topikon), ferner auf den zeitlichen Ablauf (chronikon), schließlich auf das spezifische pathogenetische Gefälle (genikon). In jedem Falle aber war es der mehr oder weniger bewußte Analogieschluß, der den Himmelszeichen Einfluß auf die qualitative Säftekonstellation des Organismus zu nehmen erlaubte.

Wie sich mit dem 16. Jahrhundert eine Zweiteilung in die „Magia naturalis" und eine „Magia divinatrix" (schwarze Magie) durchsetzte, so finden wir nun auch neben der voraussagenden „Astrologia divinatrix", oder „iudiciaria", eine eher empirisch eingestellte „Astrologia naturalis", die dann auch der Medizin, und insonderheit der Pathologie, zu dienen vorgibt. Cecco d'Ascoli charakterisiert in seinem „Secretum Secretorum" (Ed. R. Steele) die Situation der Astromedizin, wenn er konstatiert: „Medicus sine Astrologia est quasi oculus qui non est in potentia ad operationem".

Als ein besonders eindrucksvolles Zeugnis für das „Astrum" als anthropologischer Grundfigur dieser Theoretischen Pathologie möge ein Hinweis auf die Astralpathologie bei Paracelsus (1493–1541) dienen, wobei zugleich auch seine klare Position zur „Astrologia Medica" betont sei. Was bei Paracelsus Krankheit bewirkt, ist nämlich gerade nicht die stellare Konstellation, sondern das „innere Gestirn", ein unkörperliches, ideelles Prinzip: „und das, das nit Corpus ist, dasselbig ist die Krankheit, und das, das Corpus ist, ist nit Krankheit" (VIII, 161). Es ist das „innere Firmament", das den Arzt Ursprung und Verlauf aller Krankheiten erkennen läßt. Nur insofern hat jede Krankheit ihren „Stern". Man muß eben wissen, „wie der Himmel die Krankheit und wie er die

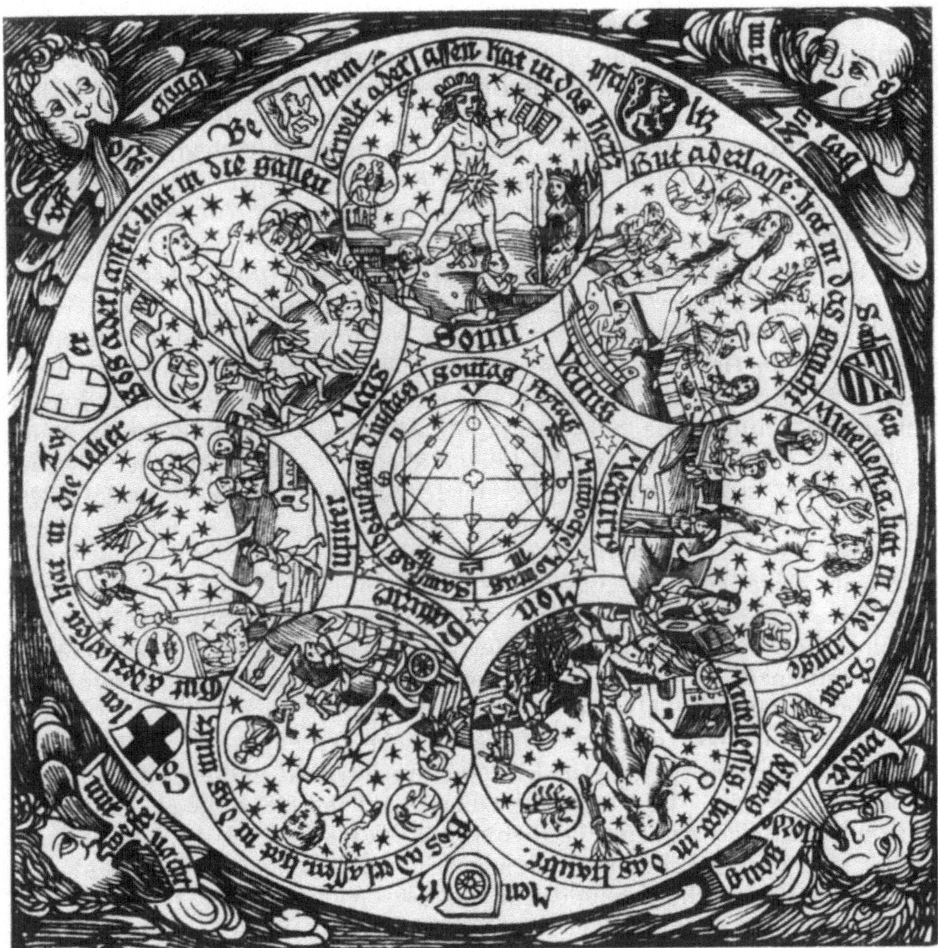

Abb. 12. Die sieben Planeten mit ihren Zeichen.
Holzschnitt um 1490

Arznei regiert" (VIII, 170). Von den „inneren Astra" aber gehen nicht nur die Krankheiten, sondern auch die Heilmittel aus.

Auch bei aller Berücksichtigung des Faktors „Zeit" kann die Astrologie keine Aussage über den Menschen machen, wenn sie nicht den inneren „Himmel" in alle prognostischen Überlegungen einbezieht (VII, 466). Von den Gestirnen aber geht nur ein „fünklin" in die sublunare Sphäre aus, das schnell erlischt und keinerlei Wirkung auf den Menschen ausüben kann (IX, 241). Diese Aussagen stehen in deutlichem Gegensatz zu der immer wieder herangezogenen „Astronomia magna", die sicherlich zu Unrecht dem Paracelsus zugeschrieben wird, obwohl sie als „System einer Universalwissenschaft" (Goldammer, 1978) von kaum abzuschätzender Bedeutung geworden ist.

Die „Astronomia magna" gliedert sich in „vier Ordnungen", die bereits in deutlichem Widerspruch zur Paracelsischen Krankheitslehre stehen. Als „naturalis astronomia" zeigt sie den Einfluß des Firmaments auf den siderischen Leib, als „supera" dient sie der Neugeburt zu einem geistlichen Leben (XII, 76); als „astronomia olympi novi" läßt sie den wahren Glauben erkennen und als „astronomia inferiorum" offenbart sie die infernalischen Mächte (XII, 76). Der „astrologus" aber soll und kann den „summum motorem naturae" erkennen; denn die Sterne und die Menschen sind „gleich vermögens" (XII, 90). Über das „signum signatum" wird der Mensch die „virtutes" kennen lernen und so zu „inventiones" kommen (XII, 99). Der Magus wird auf diese Weise zum Beherrscher der Natur: „Also wird der Natur ihr Kraft und Vermögen ihren natürlichen Heiligen, so Magi geheißen werden, zu tun Gewalt gegeben" (XII, 130). Diese Macht über die Natur erwirbt nun auch der Arzt: „Wo der Astronomus aufhöret, da fanget der rechte Arzt an, da fanget der rechte Philosophus an" (XII, 77). Der Arzt wird damit aber auch der Beherrscher aller der „Astronomia" zugeordneten mantischen Disziplinen; er soll alles erforschen, was „in der Natur heimlich liegt" (XII, 185).

Gegen Ende des 16. Jahrhunderts erst wird dieses dem Paracelsus m. E. nur unterlegte Gedankengut weiter verbreitet. So bringt Gerhard Dorn in seiner „Medicina coelestis sive de signis Zodiaci et mysteriis eorum" (1570) unbedenklich Teile der Pseudoparacelsischen „Archidoxis magica". Weite Bereiche dieser Astromedizin fanden Eingang auch in Gerhard Dorns „Dictionarium Theophrasti Paracelsi" (1583).

Der Makro-Mikrokosmos-Parallelismus scheint freilich – so Pagel, 1979 – nirgendwo so eindrucksvoll „ins Einzelne durchgeführt und ausgebeutet" wie in der „Astronomia" des Paracelsus, einer nach Pagel der tragenden Säulen in seinem System der Medizin. Im „Labyrinthus" hingegen spricht Paracelsus lediglich von der „Concordanz anatomiae", als einer Entsprechung „beider fabrication", der „machina mundi" und des „physicum corporis" (XI, 183). Daß Paracelsus damit allein schon – wie Pagel (1979) 55 meint – „den Mystikern nahe" stehe, ist kaum einzusehen! „Astronomia" ist nur deshalb die „Mutter aller Künste", weil sie jenes Leben in allen Dingen der Welt zeigt, das dann im „Licht der Natur" erkannt werden kann. Selbst Pagel (1979), der sich so energisch bemüht – wenn auch überwiegend auf der Basis unechter Texte –, Paracelsus als „Naturmystiker" darzustellen, muß zugeben, daß die spezifisch gnostischen Ideen vorwiegend den „deutero-paracelsischen" Schriften entstammen.

Welche Rolle in der Folge diesem „Astrum" als einer pathogenetischen Leitfigur zugesprochen werden sollte, läßt sich am ehesten an dem über die Jahrhunderte schwelenden Konflikt zwischen den Verteidigern und den Bekämpfern der Astromedizin beleuchten.

Die prinzipielle Bedeutsamkeit der Astrologie für die Medizin stellte etwa Enrique Jorge Enriquez heraus, der Ende des 16. Jahrhunderts noch eine „Catedra de Avicena" in Salamanca und Coimbra innehatte und 1595 unter dem Titel „Retrato del perfecto medico" zu Salamanca sein Idealporträt eines zeitgenössischen Arztes publizierte. Die ideale Medizin basiert auf den Säulen von „ratio" und „experimentum": „La razon y experiencia son los pies, con que anda la medicina, son dos columnas, sobre las cuales esta fundada". Auf diesem Wege allein erreicht und hält der Arzt die „regla de la Physica". Ähnlich schrieb Jakob Schönheintz eine dezidierte „Apologia astrologie" (Nürnberg 1502).

Zu Beginn des 17. Jahrhunderts verbreitete sich die Literaturgattung der „astrologischen Kräuterbücher" (vgl. im einzelnen Müller-Jahncke (1982) 248–254). Bereits Paracelsus hatte in seinem „Herbarius" (Erstdruck 1570) astrologische Hinweise zum Sammeln von Heilkräutern gegeben. Otto Brunfels forderte in seinem „Contrafayt Kreuterbuch" (1532): „Es were auch gut / das die so kreuter brauchen wolten, etwas bericht des hymmels ynflussz und gestirn / wisszent auch / welche kreuter / was planeten und zeychen sye underworffen / und under welcher constellation sye solten gesamlet werden / ja in welchem grad und minuten".

Als Prototyp der astrologischen Kräuterliteratur kann das „Kräuter- und Artzney-Buch" des Bartholomäus Carrichter (gest. vor 1574) gelten, der Leibarzt der Kaiser Maximilian II. und Ferdinand I. war. Die astrologischen Kräuterbücher wenden sich freilich weniger an den Arzt als an den gebildeten Hausvater. Sie gehen in popularisierter Form über auf die weitverbreiteten Kalender oder Almanache, die alle bis in das 18. Jahrhundert hinein noch astromedizinischen Charakter tragen.

Die entschiedenste Verteidigung dieser „Astrologia Medica" fanden wir in einer handschriftlichen Fassung der Aphorismen des bekannten Mailänder Arztes Hieronymus Cardanus (Cod. Matr. 8933/s. XVI/XVII). Die Astrologie muß allein schon deshalb als die höchste Wissenschaft (altissima scientiarum) angesehen werden, weil sie nicht nur über die höchsten, die himmlischen Dinge handelt, sondern auch über die kommenden, die künftigen Dinge. Nicht nur göttlicher Natur ist sie, sondern auch überaus nützlich. Wegen der Ungewißheit, der Unverbindlichkeiten aller Zukunftsforschung, wird aber sogleich auch zu bedenken gegeben, daß der Astrologe niemals etwas Absolutes zu verkündigen hat. Gleichwohl wäre es töricht - meint Cardanus - die Astrologie nur deshalb zu vernachlässigen oder gar zu verachten, weil sie so schwierig zu handhaben sei. Aus einem „Astrologicum opusculum" zu Madrid (Cod. 9080/ s. XVI) geht jedenfalls eindeutig hervor, daß Gott allein unseres Lebens Ziel kennt, daß aber auch der Psalmist uns zu beten gelehrt hat: Herr, tu mir kund das Ziel meines Lebens und die Zahl meiner Tage, auf daß ich kennenlerne, wer ich sei.

Einen der letzten Verfechter der Astromedizin haben wir in Abdias Trew zu sehen, der in seiner „Astrologia Medica" eine geschlossene Konstitutionslehre des Mikrokosmos vorlegt, im einzelnen die Lehre von den Affekten des Menschen und von den Abweichungen (Krankheiten), sodann eine Lehre von den Krisen („dies rejecti" etc.), schließlich die Bedeutung der Konstellation für die „Medicina Diaetetica" (aer, cibus et potus, animi affectus, motus atque exercitium corporis, quies, somnus et vigiliae, Venus, balnea, excreta et retenta). In seinem „Encomium artis medicinae" (1518) bemerkte noch Erasmus von Rotterdam, daß der Arzt unbedingt auf den Lauf der Gestirne achten müsse, damit er nicht Gifte verwende, wo Heilmittel angebracht seien (quasi nisi cognoris, saepenumero venenum erit, quod in remedium datur).

Den mehr oder weniger halbherzigen Verteidigungen der Astrologie steht nun eine beachtliche Serie von Streitschriften gegen die Astromedizin gegenüber, auf die wir – um des Gleichgewichts und der Bedeutung dieser theoretischen Überlegungen willen – in aller Kürze eingehen sollten.

Zu einer grundsätzlichen und begründeten Ablehnung der Astrologie kam frühzeitig bereits Pico della Mirandola (1469–1533), vor allem in seinen „Disputationes adversus astrologicam divinatricem libri XII" (1495). Pico zeigt auf, daß die Dinge der sublunaren Welt elementare Eigenschaften wie Licht und Wärme lediglich aus sich selbst besitzen, sie also keineswegs von den Gestirnen empfangen haben können. Bei der divinatorischen Astrologie handelt es sich demnach um ein künstliches System. Sonne und Mond vermögen lediglich die irdischen Qualitäten zu modifizieren. Eine Disziplin aber, die verspricht, die Kräfte des Himmels zur Erde zu holen und Zukünftiges vorherzusagen, korrumpiert alle Künste: die Schiffahrt wie den Ackerbau, vor allem aber die Medizin (vgl. im einzelnen mit Belegen Müller-Jahncke, 1982, S. 314–319). Der Heilkunde schadet daher die Astrologie wie die Pest: „medicinam a naturalibus efficacibusque remediis ad vanas observationes et anilia deliramenta converteret: fieretque una pestis perversae superstitionis et corpori et animo simul exitialis".

Pico della Mirandola geht auf die damals gängigen Krankheitszeichen einer allgemeinen Krankheitslehre ein und kommt zu einer rein naturalistischen Erklärung der Krankheitsverläufe. Bestimmte Hautkrankheiten etwa seien eher durch die verschiedene Intensität der Sonneneinstrahlung in den Jahreszeiten zu erklären als durch Einwirkung der Gestirne auf die Säftekonstellation. Und so könne denn ein Arzt mehr aus dem Pulsschlag der Adern erfahren als durch alle Astrologie. Weder die kritischen Tage noch der Aderlaß noch die Arzneimittel ließen sich in ein vernünftiges astrologisches System einordnen. Die Spekulationen des neuplatonischen Weltbildes werden hier auf rein physikalische Komponenten, wie Licht und Wärme, reduziert und dienen daher eher einem mechanistischen als hermetischen Denken.

Gegen das direkte Einwirken der stellaren Verhältnisse auf das Schicksal des Menschen wendet sich auch Heinrich von Langenstein in seinem „Tractus contra astrologos coniunctionistas" (1373), wobei er auch gegen die mit dem Mondlauf in enge Verbindung gebrachte „Krisenlehre" polemisiert (Ed. Pruckner, 1933, S. 53–55). Die Gestirne wirken nur vermittelnd, wirken allenfalls auf die Elemente und ihre Qualitäten. Sie vermögen jedoch nicht, Krankheiten zu übertragen (l. c. S. 65–58) oder den Verlauf von Erkrankungen zu beeinflussen.

In seinem „Tractus contra astrologos" (Ed. Pruckner, 1933) wendet sich Nicolaus Oresimus († 1382) vor allem gegen die vorhersagende Astrologie. Ihre Voraussagen seien zu unsicher, da sie in der Regel schon durch die tägliche Erfahrung widerlegt würden. Selbst Zwillinge würden trotz nahezu gleicher Geburtszeit völlig verschiedene Schicksale erfahren (l. c. S. 234/35). Nicht einmal der Wettervorhersage könne man vertrauen. Als seriös gilt für Oresme daher nur jener Teil der Astrologie, der sich mit der Natur und den Bewegungen der Himmelskörper befaßt.

In gleicher Gesinnung hatte im Jahre 1496 Girolamo Savonarola eine Schrift „Trattato contra gli astrologi" veröffentlicht, die 1581 durch den Dominikaner Tommaso Buoninsegni ins Lateinische übersetzt wurde. Auch hier wird die Astromedizin heftig attackiert. Wenn dies zuträfe, daß der Mars die Galle errege und in der Folge durch gallige Fürsten Kriege ausbrächen, wieviel Unruhen könnte man dann durch ein einziges galletreibendes Mittel verhindern. Vom Astrologen könne der Kranke daher keine Heilung erwarten (aeger non ab astrologia, sed a medicina arte medicamentum sumeret; vgl. Ed. Buoninsegni, 1581, S. 125/26).

Völlig verworfen wird die Astromedizin von Nicodemus Frischlin (1547–1590). In seiner Schrift „De astronomicae artis" (Frankfurt 1586) leugnet er selbst den damals für selbstverständlich gehaltenen Einfluß des Mondes auf das Wachstum der Pflanzen oder die Bewegung der Säfte. Die Ärzte wären daher gut beraten, sich an Galen zu halten oder aber an die Wirkkräfte der Heilpflanzen (Plantas enim debent inspicere Medici, non Planetas: et in curandis aegrotis Galenum, non Calendarium consulere).

Eine besonders resolute Ablehnung der Astrologie finden wir bei Martín Martínez (1684–1734), der 1722 und 1725 zu Madrid seine „Medicina Scéptica" publiziert hat. Ihr folgte ein „Juicio final de la Astrologia", in der es heißt, daß die Astrologie in allen Bereichen – „en lo natural, en lo moral, en lo politico" – unnütz, töricht und gefährlich sei.

Im Übergang vom 16. zum 17. Jahrhundert häufen sich die Privathoroskope, die einmal allgemein bekannten Persönlichkeiten gelten (so das Horoskop für Martin Luther in Madrid!), die aber offensichtlich auf privaten Auftrag zurückgehen, so die „Discursos astrologicos en el nascimiento de la excelentissima señora la marquesa del Castel Rodrigo, Doña Leonora". Aber selbst zu dieser Zeit wird vielfach noch der Glaube, man könne die Nativität bestimmen oder die Sterne könnten dem Neugeborenen ihre Kräfte einprägen, als irriger Aberglaube erklärt. Eine gute oder schlechte Geburt hängt nicht von astraler Konstellation ab, sondern von der natürlichen Disposition.

Es kann freilich keine Rede davon sein, daß schon Pico della Mirandola dem „astrologischen Aberglauben des Mittelalters" endgültig den Todesstoß versetzt habe. Zu ihrer eigentlichen Blüte kam auch die „Astrologia Medica" vielmehr erst im 16. Jahrhundert. Auch zu dieser Entwicklung, der Verteidigung der Astromedizin, einige exemplarische Hinweise!

Verteidigt wird die Astromedizin von dem Florentiner Arzt Lucio Bellanti mit einer Schrift „De astrologiae veritate" (1498). Die Gestirne können prinzipiell die sublunaren Bereiche beherrschen, da sie eine „causa universalis" darstellen, nach der sich die speziellen Ursachen zu richten haben. Dies gilt etwa für die Lehre von den kritischen Tagen, die schon Galen begründet habe. Daher sei die Astromedizin sowohl von diagnostischem als auch therapeutischem Wert (nach Müller-Jahncke, 1982, S. 357).

Vor allem Otto Brunfels forderte, etwa in seiner 1531 erschienenen „Epistola dedicatoria" zu Tannstetter, eindeutig die Anwendung der Astrologie in der Medizin. Mediziner ohne Astrologie seien wie blinde Maulwürfe (talpae). In den Vordergrund schieben sich hier schon konkrete Beobachtungen am

Krankenbett (quotidiana observatio), etwa in der Beachtung der „dies critici", während die „astrologia divinatrix" als Wahrsagekunst in den Hintergrund tritt.

Als Verteidiger der Astromedizin darf auch Johannes Virdung gelten, geboren 1463 in Haßfurt (Franken), 1486 Baccalaurens in Krakau, 1491 Magister artium in Leipzig und seit 1493 Mathematicus des Pfalzgrafen und Professor an der Universität Heidelberg. Im Jahre 1532 erschien seine „Nova medicinae methodus curandi morbos" (weitere Auflagen 1533 und 1584), mit stark astromedizinischer Betonung, wenn es etwa heißt: „Et Astrologia per se non est scientia completa, sed praesupponit Astronomiam nec homo potest scire Astrologicam sine Astronomiam. Nam Astronomia est de causis, Astrologia de effectibus" (nach Müller-Jahncke, 1982, S. 207). Auch der Frankfurter Stadtarzt Johann Reger nennt sich „artzt und astrologus" ebenso wie Virdung von Haßfurt sich als „Medicus et Astrologus doctissimus" (1533) bezeichnet hatte (weitere Zeugnisse bei Müller-Jahncke, 1982, S. 197).

Ein aus Coburg stammender Arzt (um 1625) veröffentlichte einen Traktat „Medicus criticus-astrologicus" (Nürnberg 1627), wo neben der „Alchymia profundissima" auch eine „Astrologia subtilissima" gepriesen wird. Die Astrologie gilt ihm als Stütze der Medizin und als „regia vere ars" (vgl. Müller-Jahncke, 1982, S. 221). Luis de Aldrete y Solo schrieb 1681 noch eine „Apologia de la astrologia" unter dem bezeichnenden Titel: „Luz de la medicina", ein Traktat, in dem u. a. die „aqua vitae" als Panazee angepriesen wird. Ähnlich lautet die Empfehlung bei Juan de Guerrero in „Sol de la medicina" (Madrid 1682), wo wiederum die „aqua vitae" erscheint als „mercurio de el mundo y de los filósofos".

3.5 Konzepte einer Iatromathematik

Widerlegungen und Verteidigungen der Astromedizin verblassen mit dem 17. Jahrhundert und gehen über in eine neue Literaturgattung, die sich ein mehr naturwissenschaftliches Ansehen zu geben sucht, die „Iatromathematik". Dabei kann nicht übersehen werden, daß – wie vor allem die späteren Handschriften deutlich machen – der anthropologische und kosmologische Kern dieser „Astrologia Medica" mehr und mehr verwischt wurde und die Astrologie schließlich nichts weiter mehr war als – wie Johannes Kepler sie nannte – das „närrische Töchterlein" der Astronomie.

Ein „Tractatus de theoricis planetarum" (Cod. Scorial. L. III. 30) aus dem 17. Jahrhundert zeigt noch einmal die anthropologisch-kosmologische Grundstruktur des menschlichen Organismus. Der Mensch steht im Fadenkreuz der Elemente, Säfte und Temperamente, der Winde und Jahreszeiten, der Lebensalter und Tageszeiten. Ebenfalls im 17. Jahrhundert – dicht schon an der Morgenröte der Aufklärung – bringt eine Madrider Handschrift diese Tradition noch in ihrer ganzen Breite, wobei freilich auch die nicht mehr koordinierte Mischung von elementarer Kosmologie und platter Sterndeutung, von meteorologisch exakter Zeitenkunde und banalem Horoskop ins Auge fällt. Dieser

„Tractus astrologiae" enthält – in Lateinisch und Spanisch gemischt – die Kosmologie und Kosmographie (eine Elementenlehre und Geographisches), die Mathematik und die Meteorologie als allgemeine Zeitenkunde.

Noch im Jahre 1699 veröffentlichte zu Hamburg der Kieler Medizinprofessor Johann Ludwig Hannemann eine „Verteidigung der Astrologie". Darin soll – wie der Untertitel andeutet – gezeigt werden: „Daß die Astrologia judicaria, Chiromantia, Metoscopia und Geomantia aus den Gründen der Hl. Schrift und der Natur füglich können behauptet werden". Aber diese Breite des Wissens um die Welt und ihrer natürlichen Geheimnisse wird in der Folge mehr und mehr verwässert und entartet schließlich zu poetisch verbrämten Spekulationen um das „Schicksals-Rad", eine „Rueda de la fortuna" (Cod. Matr. 3981/s. XVIII).

Einen letzten Versuch, das „mythische Denken" der Astromedizin mit den natürlichen Beobachtungen der Mathematiker in Einklang zu bringen, finden wir bei Johannes Kepler. Astrologie erscheint ihm analog der Medizin ein reines Erfahrungswissen, das durchaus angewandt werden kann, auch wenn es der letzten Sicherheit entbehrt (vgl. im einzelnen Krafft, 1971). In seinem „Prognosticum" auf das Jahr 1604 wendet sich Kepler zwar gegen die banale „Medicina Astrologica" als ein zu „dieser Zeit übel besudelt Werk", bekennt sich aber zur Lehre von den Aspekten. Auf die moderne „Astronomia" will Kepler seine „Philosophia" aufbauen: „Denn da soll bekannt werden, was bisher jedermann verborgen gewesen, wie es zugehe, daß die Sterne droben im Himmel laufend, hie nieden auf Erden etwas wirken". Eine „Astrologia medica" hingegen, die mit ihrer „Magia coelestis" himmlische Geister zu beschwören versuche, sei durchaus zu verwerfen, da bei Krankheit und Heilung „nichts fatale, sondern alles natürlich" zugehe.

Johannes Kepler konnte denn auch (1625) an Wallenstein schreiben: „Die Philosophia und also auch die wahre Astrologia ist ein Zeugnis von Gottes Werken und also ein heilig und gar nicht ein leichtfertig Ding". Die Welt galt ihm als geschlossene Harmonik aus Gottes Schöpfungsidee. Alles Nachdenken der göttlichen Schöpfungsgedanken, dieses und nichts anderes war für ihn die Physik. Natur-Wissenschaft ist Gottes-Dienst. Hier allein wird die Grundstruktur aller Wirklichkeit offenkundig.

Diesem wissenschaftlichen Pathos des großen Naturforschers gegenüber konnten die pragmatischen Machenschaften der Zeitgenossen nicht standhalten. Daher schreibt Kepler 1604 im „Prognostikon" kurz und bündig: „Die Nativitäten einzelner Personen, und was der Mensch daraus für Nutzen habe, will ich samt der Medicina Astrologica als ein unannehmlich und dieser Zeit übel besudelt Werk mit Stillschweigen übergehen". Mit Stillschweigen übergehen dürfen wir auch die zahllos wuchernden Abschriften des 17. und 18. Jahrhunderts, die in den Katalogen noch zumeist unter „Astrologica" und „Magica" geführt werden, um desto unerbittlicher auf deren anthropologischen Nukleus und den historischen Impetus dieser Medizinischen Kosmologie zu beharren. Hier hat die moderne Wissenschaftsgeschichte ihre Aufgabe noch vor sich. Denn auch und gerade die Naturwissenschaft kann – wie Carl Friedrich von Weizsäcker noch kürzlich (1977) betont hat – „überhaupt nur verstanden werden von der Basis der Ideenlehre aus".

Unter dem Stichwort „Iatromathematik" hat vor allem der Medizinhistoriker Karl Sudhoff die Bestrebungen der Astromedizin ad absurdum zu führen versucht. Für Sudhoff ist alle Astrologie nur „ein wirrer Traum von der Möglichkeit einer prognostischen und therapeutischen Exactheit, der aus dem Gedächtnis der ärztlichen Wissenschaft völlig ausgelöscht ist und nur noch in spärlichen Erinnerungsfragmenten in den Ammenmärchen der Kinderstube weiterlebt, gehegt von dem zärtlichen Bedürfniss ängstlich besorgter Mutterherzen" (Sudhoff, 1902, S. 85).

Unter den zeitgenössischen Autoren, die sich bereits als „Iatromathematicus" bezeichneten, nennt Sudhoff den Cornelius Pleier aus Koburg, den späteren Physikus zu Kitzingen, so in einer Schrift: „Medicus Criticus-Astrologicus, ex veteris Iatromathematicis productus" (Nürnberg 1627). In Madrid fanden wir aus gleichem Geist einen „Tractatus Astrologiae" (Cod. Matr. 1613) mit dem Titel: „Tractatus Astrologiae. Colecti in Salmantisencium Schola. Per D. Petrum De latorre. Tempore quinqueniis sui. Anno Domini 1617". Der Traktat beginnt mit: „Anotationes in spheras joannis De sacro bosco", führt über eine Erdbeschreibung (Description del mundo de toda la tierra descubierta) zu einem „Computus ecclesiasticus" und endet mit „Demonstrationes mathematicae". Erwähnenswert ist für unser Thema die „Tabula quarundam infirmitatum" (p. 187').

Tabula quarundam infirmitatum

Signa	Domus	Aegritudines	Domus	Colores	Significatio
♈.	1.	Aegrit. capitis.	1.	albus	Vita
♉.	2.	Infirmitates guturis	2.	viridis	Lucrum
♊.	3.	Morbi manuum	3.	croceus	Fratres
♋.	4.	Morbi ventriculi	4.	rubeus	Genitor
♌.	5.	morbi dorsi et cordis	5.	meliçis	Filii
♍.	6.	morbi intestinorum	6.	niger	Valetudo
♎	7.	morbi lumborum, intestinorum	7.	viridis	Uxor
♏.	8.	Morbi Sexium et vesice	8.	niger	Mors
♐.	9.	morbi femoralium et membrorum obscurorum	9.	meliçis	Religio
♑.	10.	morbi popletuum et quartana febris	10.	rubeus	Honor
♒.	11.	morbi sensibilium	11.	croceus	Amici
♓.	12.	morbi Salorum	12.	albus	Inimici

Tabula quarundarum rerum quae attribuuntur Planetis

Planeti	Partes corporis	Succesus incliantionum	Colores
♄.	Auris, Dextra 260.250. tomo	Labores	niger
♃.	Auris, Sinistra et Sanguis	Paces	viridis-albescens
♂.	Venare, et Pulmon.	Bella	rubeus coloratus
☉.	Cerebrum et cor	Imperio	rubeus
♀.	renes, et sperma	Gaudia, et ludi	Viridescens
☿.	Os. et manus	Studia, et merces	Commixtus
. ☽.	Venter, Stomachus, Latus sinistrum	Mercaciones et itinera	Albus, Croceus

Weitere Vertreter der Iatromathematik seien wenigstens erwähnt und kurz charakterisiert. So schrieb Samuel Eisenmenger, gen. Siderocrates (1534–1585) eine „Oratio de methodo iatromathematikōn syntaxeōn" (Straßburg 1563), worin er sich eindeutig als Verteidiger der „doctrina astrorum" bekennt. Der Arzt müsse einfach das ganze Gebiet des allgemeinen Krankheitsgeschehens überschauen und dürfe nicht zu sehr sein Wissen auf spezielle Prozesse beschränken: „Occupata enim est vera medicina circa res omnes, maximus hic mundus continet". Dies gilt gesteigert für des Georg Tanstetter von Rain (1482–1535) „Libellus consolatorius" (Wien 1523), den Karl Sudhoff (1902) als „ein Compendium der ganzen medicinischen Astrologie" bezeichnet hat.

Für Zwecke des medizinischen Unterrichts schrieb Cornelius Schylander eine „Medicina Astrologica omnia medicinae studiosis longe utilissima et necessaria (Antwerpen, 1577) mit astrologischen und medizinischen Regeln für Aderlaß, Purgation und Medikation sowie einem eindringlichen Appell an den „candidatus medicinae". Auch Johannes de Carmona, Arzt zu Sevilla, wendet sich in seinem „Tractatus: an Astrologia sit Medicis necessaria?" (1582) an den Arzt und seine möglichst umfassende Ausbildung.

In seiner Studie über die Iatromathematiker glaubte Karl Sudhoff (1902) noch die „Nachsicht des Lesers" erbitten zu müssen, wenn er es wage, „seine Aufmerksamkeit kurze Zeit dafür in Anspruch zu nehmen", zumal „ein hoher geistiger Genuß" bei ihren Vertretern kaum zu holen sei. Sudhoff selber zeigte bei seiner Darlegung dieser „Entwicklung der astrologischen Sonderlehre" jedenfalls wenig Lust, die wertvollen Stunden seiner „wissenschaftlichen Muße auf lange Jahre einer unfruchtbaren Irrlehre in der Heilkunde zu richten". Nur einen „Leitfaden" wollte er mit der Darstellung der „Iatromathematik" als der

„Anwendung der Astrologie für die Heilkunde" geben, einen Leitfaden eben für den bedauerlichen „Weg in diese Wirrnisse des Aberglaubens", in das erstaunlich „wirre Gestrüpp dieser Geistesniederungen".

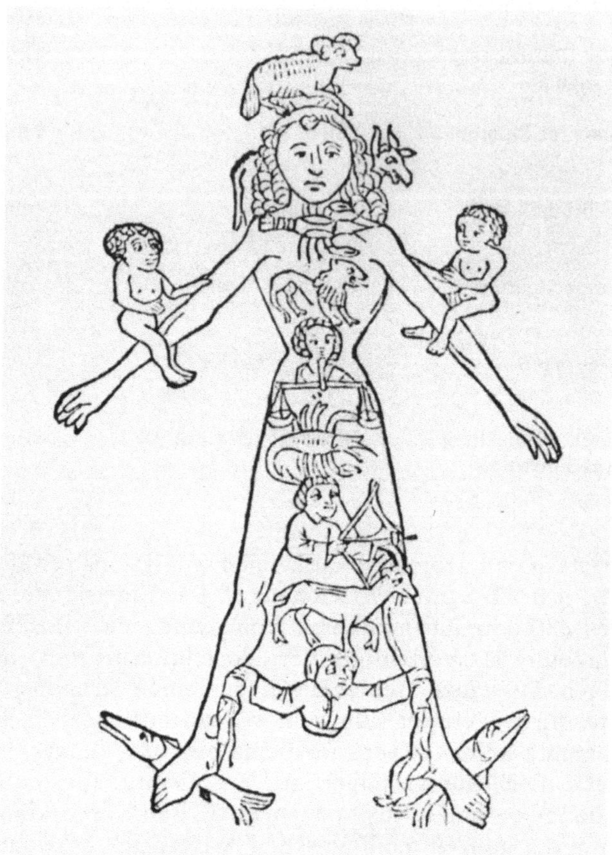

Abb. 13. Krankheits-Mann.
Aus: Flores Albumasaris. Venetiis 1488

Zusammenfassung

Unter dem Leitstern eines „Astrum" sahen wir uns auf den Weg einer Heilkunde gesetzt, die weniger vom Raum als von der Zeit geordnet erscheint, die daher auch das zeitliche Vergehen in den Mittelpunkt ihrer Pathologie rückt. Nun sind Zeiten sicherlich ebenso die Mütter der Irrtümer wie die Wahrheit immer nur eine Tochter der Zeit ist.

„Der astrologische Aberglaube", schrieb Goethe an Schiller, „ruht auf dem dunkeln Gefühl eines ungeheuren Weltganzen. Die Erfahrung spricht, daß die nächsten Gestirne entschiedenen Einfluß auf Witterung und Vegetation haben; man darf nur stufenweise immer aufwärts steigen, und es läßt sich nicht sagen,

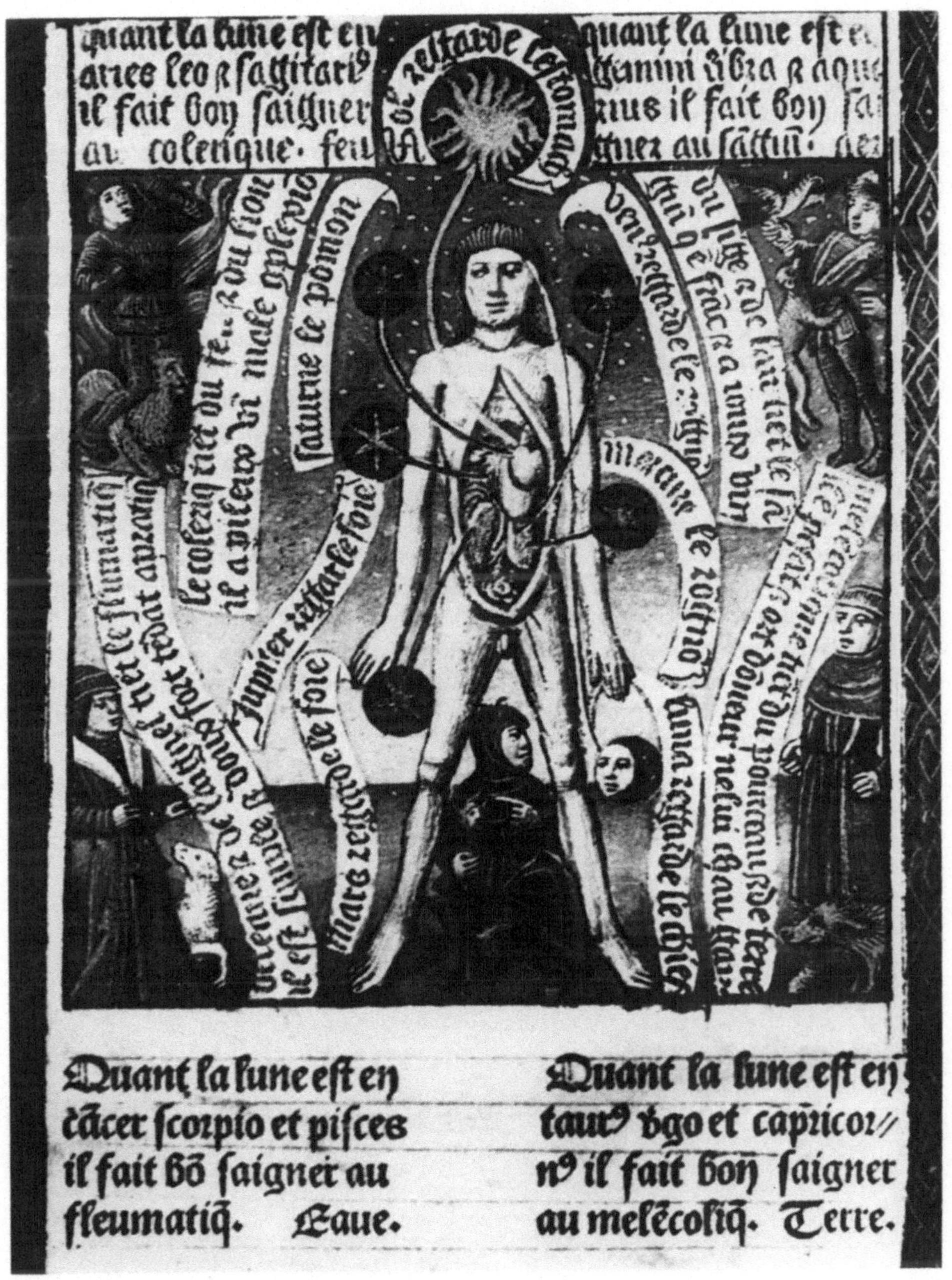

Abb. 14. Konstellation des Organismus.
Les Heures impremées d'Antoine Verard (1500).
In: Musée Condé, Chantilly

wo diese Wirkung aufhört. Findet doch der Astronom überall Störungen eines durchs andere; ist doch der Philosoph geneigt, ja genötigt, eine Wirkung auf das Entfernteste anzunehmen; so darf der Mensch im Vorgefühl seiner selbst nur immer etwas weiter schreiten und diese Einwicklung aufs Sittliche, auf Glück und Unglück ausdehnen. Diesen und ähnlichen Wahn möchte ich nicht einmal Aberglauben nennen, er liegt unserer Natur so nahe, ist so leidlich und läßlich als irgend ein Glaube".

„Astrologia medica" erscheint unter diesem Aspekt als der großangelegte Versuch einer Gesamtauffassung von Gesundheit und Krankheit im Konzept des Makrokosmos. Als die Konstitutionslehre des Mikrokosmos bildet sie die Lehre von den Krankheiten und den Krisen. Alle medizinischen Aspekte finden in dieser Universalanschauung einen Ort, über die Jahrhunderte hinweg und bis weit in Neuzeit hinein. Erst die späte Aufklärung hat diesem so ungemein dynamischen pathogenetischen Konzept endgültig den Garaus gemacht.

Was uns hier in Theorie und Praxis vor Augen geführt wird, ist neben den Räumen der *Natur* vor allem das Phänomen der *Zeit,* ein weiterer kompletter Kosmos an Erscheinungen also, die uns das Wesen des kranken Menschen verständlicher machen, jenes Krankgewordensein, das so eindringlich aus ist auf die Wende der Not, auf Heilung und Heil. Gefragt wird freilich weniger – wie bei Morgagni – nach Sitz und Ursache einer Krankheit, sondern nach dem jeweiligen pathogenetischen Stadium, besser noch: Gefälle, aus dem heraus auch die Heilung erwartet wird. Entscheidend ist nicht die Ätiologie, sondern die Indikation. Das kosmisch gesteuerte Humoralgeschehen, es wird einzig und allein gedeutet „quoad therapiam".

4 Die pathogenetisch-therapeutische Sinngestalt

4.1 Einführung

Mit dem naturphilosophischen Hintergrund (Magia Naturalis) dieser Theoretischen Pathologie und über das kosmologische Grundkonzept (Astrologia Medica) einer solchen Krankheitslehre kommen wir nun auf den eigentlich medizinischen Kern, auf die pathogenetisch-therapeutische Sinngestalt dieser Krankheitskonzeption zu sprechen, die wir unter dem Leitbild der „Alchimia Medica" zu finden versuchen.

Die Alchimie wird heute wohl kaum noch als eine primitive Vorstufe zur Chemie aufgefaßt, sondern eher als eine gnostisch unterbaute Naturphilosophie, die mit der Erforschung der Materie und der Verwandlung der Metalle den inneren Zusammenhang des Universums zu erklären versuchte. Den Aufklärern noch als „Geschichte der menschlichen Narrheit" erschienen (so Johannes Christoph Adelung, Leipzig 1785/89), bedeutete die Alchimie für C. G. Jung nichts Geringeres als eine Projektion des kollektiven Unbewußten auf die Materie (Jung, 1944). Das „opus alchymicum" wird als „Individuationsprozeß" gedeutet; die Archetypen weisen den Weg zum Selbst –: eine bestechende Idee, die in weitere Bereiche der Mythologie, der Psychologie und Soziologie projiziert werden könnte, die aber – zumal bei der gänzlich unhistorischen Methode Jungs – das erdrückende empirische Material kaum schon wahrgenommen und die Vielschichtigkeit der Aspekte weitgehend außer acht gelassen hat.

Die Alchimieliteratur wird gerade im 16. Jahrhundert und in der Folgezeit von Medizinern bereichert, worauf Joachim Telle in „Beiträge zur Geschichte der Pharmazie", Nr. 4 (1976) 30 aufmerksam gemacht hat. Auf der anderen Seite ist es erstaunlich, wie wenig dieser Überlieferungsbezirk erschlossen werden konnte: „Die handschriftlichen Zeugnisse sind nur punktuell erfaßt; häufig besitzen Bibliotheken, die alchemistische Überlieferungen bergen, keine oder wenig brauchbare Kataloge" (Telle, 1977, S. 200).

Als ein Leitfaden sollte auch für die Konzeption der „Alchimia medica" wiederum die Natur dienen, deren „zubereitete Samen" – wie es im „Deutschen Theatrum Chemicum" I, 20 (1727) hieß – immer sorgfältiger „mögen ausgearbeitet, vermehrt und in bessern Flor und Zierde gebracht werden". Philippus Morgenstern hatte in seiner „Turba philosophorum" (Basel 1613) geschrieben: „Es sei eine besondere Natur aller Dinge Anfang, eine stets währende, unendliche, die alles wärme und koche, und daß solche Natur zu Verderbung und Zeugung gewisse Zeit und Termin habe, in welche darzu kann kommen werden, was die allgemeine Natur wärmet und kochet". Selbst für den aufgeklärten Leibniz ist das „arcanum" immer auch das Unergründliche der

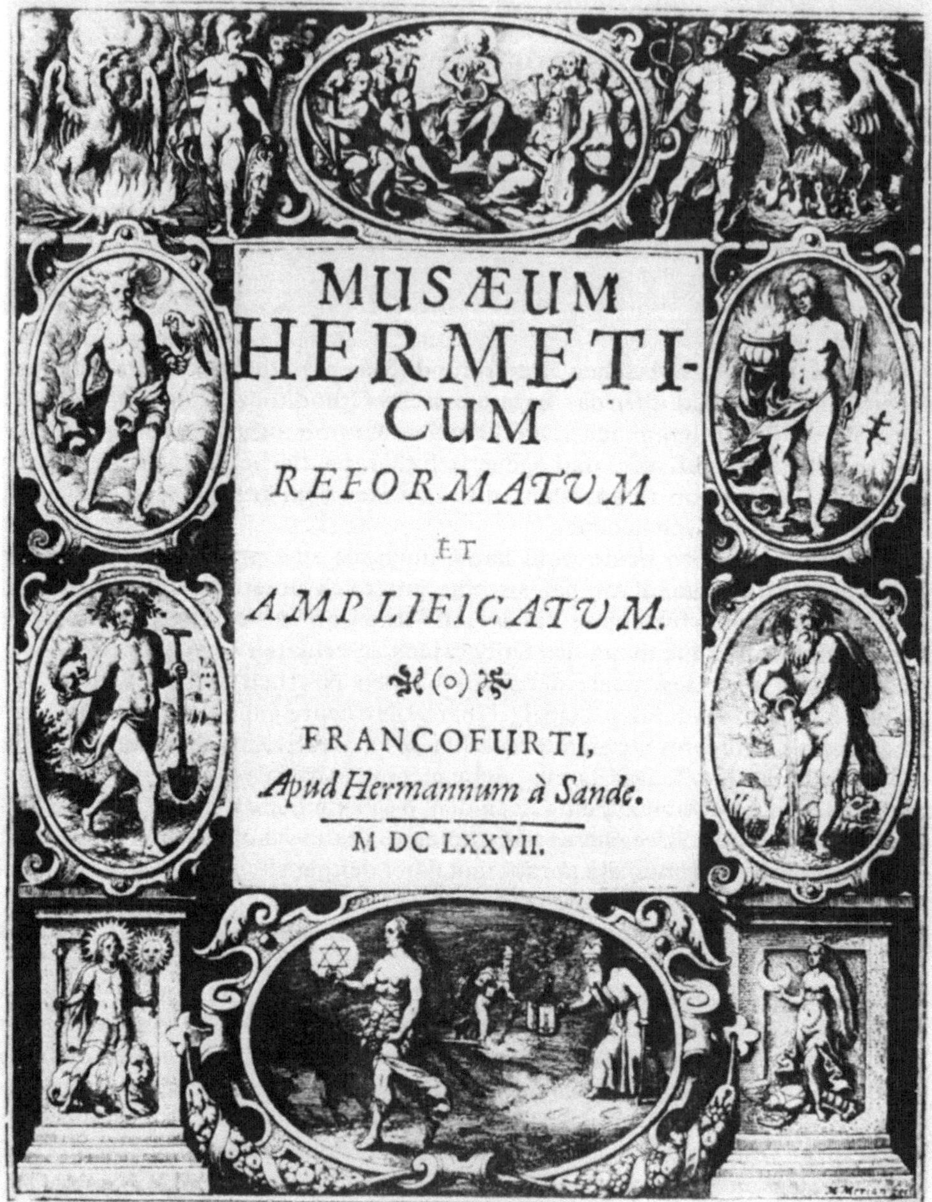

Abb. 15. Titelblatt des Musaeum Hermeticum, Frankfurt 1677

menschlichen Natur geblieben, jene mit dem Fortschritt der Wissenschaften immer mehr auch verdeckte anthropologische Komponente, die wir zu suchen uns aufgemacht haben. Leibniz hat vergeblich versucht, die „historia arcana" abzugrenzen gegen eine „historia divina". Noch bei Vico wird in der „Magia naturalis" der größere Entwicklungsreichtum menschlicher Natur gesehen, eine vielschichtige Matrix menschlicher Anlagen, der zentrale Fokus auch humaner Gestaltung, das Feld aller Kultur. Somit haben wir unter den magischen Methoden sicherlich auch die frühen Mittel einer elementaren Lebensbewältigung zu suchen, Versuche auch zu einer fundamentalen Daseinsgestaltung und Zivilisierung des Alltags, Wege zu gesundem Leben und zu einer heilen Gesellschaft.

„Was ist wohl köstlicher auf der Welt als die Gesundheit? Wann man allen Reichtum der Welt hat, hat aber darneben einen ungesunden Leib, was hat er vor Freude an seinem Reichtum? Was wendet man nicht an, seine verlorene Gesundheit wieder zu erlangen? Wie viel tausend Gulden werden an berühmte Medicos gewendet? Wie viel Geld zahlet man vor gute Arzneien? Nur bloß allein seine Gesundheit wieder zu haben!" So lesen wir im „Deutschen Theatrum Chemicum" (I, 211) und an anderer Stelle über die Wirkung des alchymischen Steines: „Zum andern vertreibt er alle Krankheiten, wie sie sein mögen, bis zum verordneten Ziel des Lebens, da denn der Geist des Menschen, gleich einem verlöschenden Licht, sanft abscheidet und hindurch in die Hand Gottes geht" (I, 371).

Wir sollten auch hier zunächst einmal ein rein heuristisches Schema nach der klassischen Gliederung der Wissenschaft in „Theorica et Practica" vorlegen, das uns einen ersten Überblick über Struktur und Funktion der Alchimie erlaubt:

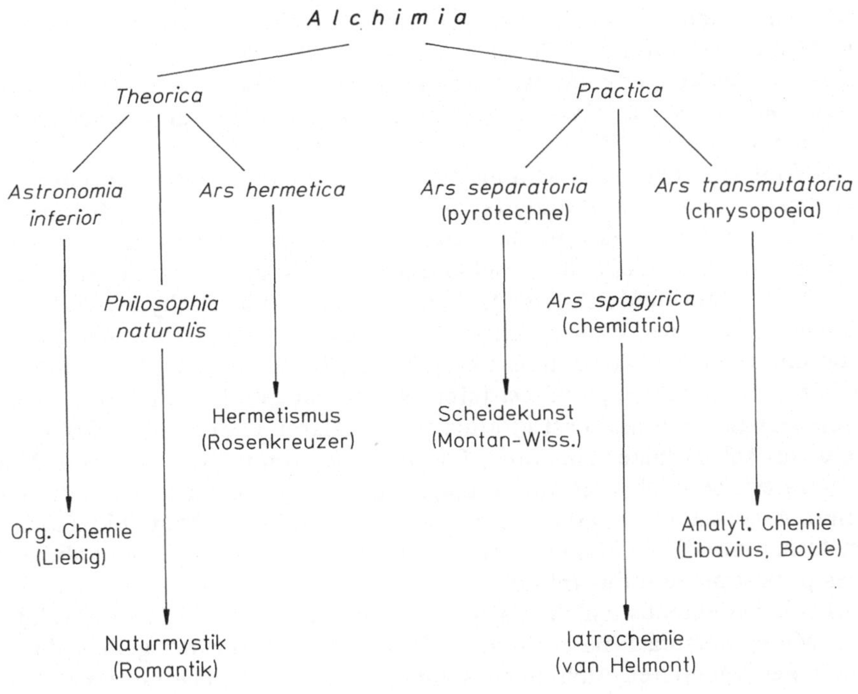

Schema 4

4.2 Die Struktur der Alchimia Medica

Bevor wir uns dem pathologischen Nukleus einer vielschichtig verschlüsselten Stoffkunde, wie wir sie von der älteren Alchimie zu erwarten haben, zuwenden, dürften wir gut beraten sein, uns zunächst einmal mit Struktur und Funktion einer solchen „Alchimia" vertraut zu machen. Wir sollten auch hier wiederum gegen den Strom gehen, gegen den Strom auch der wissenschaftlichen Vorurteile, um an die Quelle zu kommen. Was aber wäre nun der letzte Keim dieser so tiefsinnigen Wissenschaft von den Stoffen und ihren Verwandlungen?

Im „Großen Sendschreiben der Sphären" (Risāla alfalakīya alkubrā) gab der legendäre Hermes von Dendera folgende Erklärung: „Wer lange dem höchsten Lichte gedient, dem laufen die Dinge nach Wunsch. Ich bin der Herr der Wunder, der die sieben Sphären übereinandertürmt, der sich der strahlenden Sonne und des leuchtenden Mondes bemächtigt und der den Baum der lichterfüllten Weisheit gepflanzt. Wer von seiner Frucht ißt, wird nicht hungern, sondern Speise und Trank entbehren; er wird geistlich und göttlich werden; sein Wissen wird sich nie erschöpfen, und seine Wohltat wird nie aufhören" (nach Ullmann, S. 166).

Als Schlüssel zu diesen Geheimnissen der Natur galt dem späten Mittelalter die berühmte „Tabula smaragdina", so genannt nach dem arabischen Text: „Kitāb al-lauḥ az-zumurrudī", der beginnt: „Dies ist eine unbezweifelbare, sichere, wichtige Wahrheit: Das Oberste stammt von dem Untersten und das Unterste von dem Obersten. Das Wunderwirken stammt von *Einem,* wie auch alle Dinge von einer Substanz herstammen nach einem einzigen Verfahren. Wie wunderbar ist sein Werk! Er ist das Haupt der Welt. Sein Vater ist die Sonne, seine Mutter der Mond ... Scheide also die Erde vom Feuer, so daß es dir leuchte! ... Der Zeugung des Makrokosmos entspricht die Zeugung des Mikrokosmos und das Werk. Das ist mein Stolz. Darum nennt man mich Hermes, den dreimal Weisen": Hermes Trismegistos!

Als früheste Texte zur Alchimie haben wir einige Pseudepigraphica (Hermetica des 2. und 3. Jahrhunderts) anzusehen, ferner Texte des Zosimos von Panopolis aus dem 4. Jahrhundert und, im Übergang bereits zur neuplatonischen Alchimie, schließlich syrisch-arabische Traktate eines Corpus Gabirianum (8.–10. Jahrhundert). Als Quellen dieses „Corpus Alchymicum" gelten: Pythagoras, Sokrates, Platon, Aristoteles, Demokrit, ferner indische Quellen, der berühmte Zosimos und immer wieder die „Tabula Smaragdina" mit ihrem geheimnisvollen Text: „Quod est inferius est sicut quod est superius, et quod est superius est sicut quod est inferius, ad praeparanda miracula rei unius. Pater eius est sol, et mater eius luna. Portavit illud ventus in ventre suo. Nutrix eius terra est. Separabis terram ab igne, subtile a spisso, suaviter, cum magno ingenio. Ascendit a terra ad coelum, iterum descendit in terram. Sic habes gloriam totius mundi ... Itaque vocatus sum Hermes Trismegistos, habens tres partes philosophiae totius mundi".

Als die bedeutendste alchimistische Sammlung des arabischen und lateinischen Mittelalters darf die berühmte „Turba philosophorum" gelten, das Protokoll eines legendären Alchimistensymposions, dem Pythagoras vorgestanden haben soll. An dieser „Dritten pythagoräischen Synode", deren Protokoll Arisleus (Archelaos) führte, nahmen neun Philosophen teil; nämlich: Anaximander, Anaximenes, Anaxagoras, Empedokles, Archelaos, Leukippos, Ekphantos, Xenophanes und – primus inter pares – Pythagoras. Jeder der neun Weisen durfte seine Theorie vortragen über den Ursprung der Welt, das Walten der Natur, das Wesen der Materie und das Ziel des Seins.

Vermutlich stammt die Schrift, die gute Kenntnisse der vorsokratischen Philosophie verrät, aus dem arabischen 9. oder 10. Jahrhundert. Übersetzt wurde dieses „Buch der Versammlung" (muṣḥaf al-ǧamāᶜa) im 13. Jahrhundert in das Lateinische (vgl. Plessner, 1975). Die Turba ist des öfteren in den Druck gegangen, so als „Turba philosophorum; Das ist / Das Buch von der güldenen Kunst ... durch Philippum Morgenstern Islebiensem" (Basel 1613). Im „ander Teil" (Basel 1613) heißt es, daß in dieser „Kunst" ein „Schlüssel" liege, „und wenn er zuschliessen wirdt / so es keiner öffnen" (S. 455).

Die Alchimie des Altertums und Mittelalters war demnach alles andere als ein einheitliches System. Ähnlich wie bei der Astrologia ließen sich auch hier völlig verschiedenartige Disziplinen wie folgt unterscheiden: 1. Die praktische Alchimie fußt auf Erfahrungen des Bergbaus, der Färberei, des Weinbaus. Sie erreichte bereits im dritten Jahrtausend v. Chr. weite Verbreitung und ein hohes technisches Niveau. 2. Unter Alchimia wird aber auch eine rein theoretische Naturphilosophie verstanden, eine Lehre von Struktur und Funktion der Materie. Sie entfaltet sich in den Kosmologien der Vorsokratiker, insbesondere der Elementenlehre des Empedokles und der Atomtheorie eines Leukipp und Demokrit. 3. Die Alchimie im engeren Sinne ist eng verbunden mit den spekulativen wie pragmatischen Strömungen der alten Hochkulturen. Sie erreichte ihren Höhepunkt im hellenistischen Ägypten und kam wiederum erst über die Araber ins Abendland.

Die Rezeption der griechisch-arabischen Alchimie in die lateinische Scholastik begann Ende des 12. Jahrhunderts, ihre Assimilation dauerte bis ins 15. Jahrhundert. Als Hauptrepräsentanten finden wir am Ende des 13. Jahrhunderts Pseudo-Geber mit seiner „Summa perfectionis magisterii", die als das geschlossenste Werk der scholastischen Alchimie angesehen werden kann (vgl. zu Mittelalter und Renaissance den kritischen literargeschichtlichen Überblick von Telle, 1977, S. 202–204).

Unter dem Namen „Geber" wird seit dem 13. Jahrhundert ein alchimistisches Corpus überliefert, das in keinem Zusammenhang mit dem arabischen Werk des Ǧābir b. Ḥaiyān (9./10. Jh.) steht. Arabische Quellen sind wahrscheinlich, aber nicht nachgewiesen. An der Spitze dieses „Geber"-Corpus stellten sich die „Summa perfectionis magisteri" (lat. Text bei Manget I, 519–557; dt. Übers. von Darmstaedter, 1922), ferner ein Traktat „De investigatione perfectionis", schließlich ein „Testamentum" mit ungeklärter Verfasserschaft. Vielleicht steht auch der berühmte „Liber misericordiae" in Verbindung mit dem Corpus Gabirianum (Telle, 1979).

Alles, was minderwertig ist – im geistigen wie im materiellen Bereich – will die Alchimie umwandeln, stilisieren, veredeln, heilen, alles Minderwertige und darin verschlüsselt nun auch alles Morbide: das kranke, verfallende, gebrechliche Sein (coagulatio mollis, levis, debilis). Transmutation ist weniger ein metallurgischer Prozeß als ein seelischer Reifungsvorgang, ist ein Versuch, die

„prima materia" im „opus magnum" zu läutern „ad ultimam". Ideologische und technologische Aspekte lassen sich in der „Alchimia Medica" kaum trennen. Immer geht es auch bei experimentellen Untersuchungen im Laboratorium um die Einsicht in den qualitativen Charakter der Störung, des Verfalls, der Krankheiten, selbst im anorganischen Bereich – und dementsprechend um Heilung, Veredelung, die Erlösung der „materia peccans".

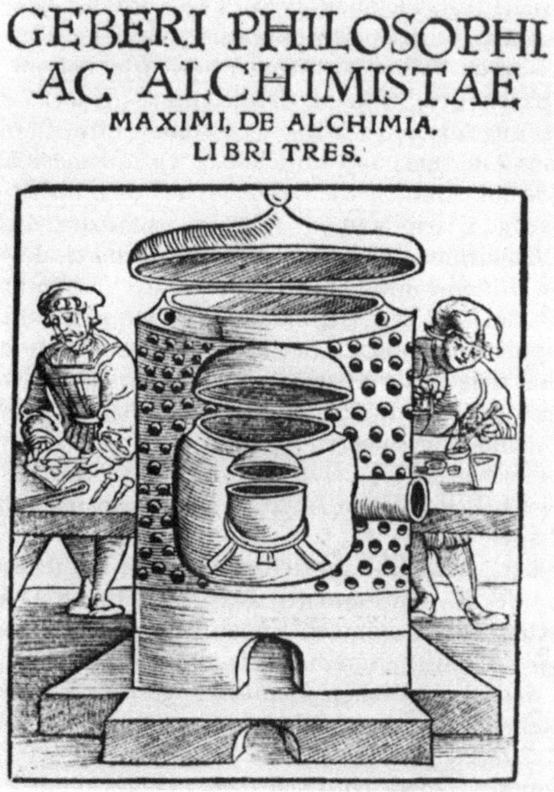

Abb. 16. Titelblatt von Gebers „Alchimia",
Straßburg 1529

In einer Sammel-Handschrift zu Leiden (Cod. Voss. Chym. F. 5) aus dem 17. Jahrhundert wird „die wahrhaftige Kunst der Alchimey" als eine beschrieben, „die da nicht allein lehret, wie man ein geringes Metall in ein besseres und vollkommeneres verwandeln soll, sondern wie man auch alle Krankheiten … zu curiren und mediren rechtschaffen soll". In seinem „Bericht von der Alchemie" schreibt Georg Philipp Nenters (1727), „daß derjenige Medicus, welcher die Chemie negligirt, sich selber der besten Mittel, welche er zu glücklicher Cur der Kranckheiten vonnöten hat, beraube". Wenn sie nur recht bereitet und verständig dosiert seien, hätten die „chemischen Artzneyen" ihren unvergleichlichen Nutzen.

Als Beispiel dafür mögen die Aphorismen des berühmten katalanischen Arztes Arnald von Villanova dienen, die eine Madrider Handschrift des 14. Jahrhunderts bringt, wo sie auch den Titel „conservator sanitatis" tragen: Denn allein zur Erhaltung der Gesundheit dient die Kunst denen, die den gebrechlichen Leib leicht und sicher (leviter securius) zu erhalten und zu korrigieren bemüht sind.

Aber nicht nur im Formalen zeigen sich überraschende Ähnlichkeiten zwischen „alchimia" und „medicina", die beide im Gleichgewicht von „theorica et practica" stehen, sondern auch im Inhaltlichen, in der Motivation wie Zielsetzung dieser so typischen „scientia operativa". Sie ist ja immer „ars" und „practica" zugleich, wobei Raimundus Lullus (in: Testamentum; Magnet I, 708 a) betont, daß „non possit tradi practica sine theorica praecedente". Ähnlich schreibt Petrus Bonus, in seiner „Margarita pretiosa novella", nach seiner Gliederung der Alchimie in Theorie und Praxis: „Ideo haec scientia est operativa, sicut medicina". „Medicina" meint hier – analog dem „pharmakon" der griechischen Alchimisten – einfach das Mittel, das Medium der Transmutation, das „medicamentum".

Objekt der Behandlung dieser Medizin waren dann auch die „kranken" Metalle, die von ihrer Unvollkommenheit befreit und damit geheilt werden. Wie die „infirmitas" der unedlen Metalle saniert wird, so sollen auch die Krankheiten der Menschen in Gesundheit transmutiert werden. Daher die Analogie von „Stein", „Medizin", „Elixier" oder „Universalmedizin" (Goltz, 1977). Das Wort „alchimia" hat sich im lateinischen Mittelalter übrigens erst seit dem 14. Jahrhundert eingebürgert. Vorher sprach man lieber und eindeutiger vom „magisterium", vom „artificium" oder – noch lapidarer – vom „opus".

Die mittelalterliche Alchimia ist nach dieser Überlieferung im Grunde immer noch eine organische Fortentwicklung der aristotelischen Lehre von den Wandlungen der Materie. Während die „prima materia" als stoffliches Prinzip unverändert bleibt, unterliegen die gemischten Substanzen einem Mutationsprozeß, einer naturhaften Entelechie, die durch die Kunst aktiviert werden will. Das aktivierende Prinzip trägt dabei merkwürdig verschlüsselte Namen und heißt etwa: Stein der Weisen, rote Tinktur, Merkurius der Philosophen, große Panazee, roter Leu, Opus magnum usw. usf. Alles lebt hier in einem einzigen Organismus, der zeugt und gebiert, reift und stirbt und ewig sich ändert – eine Theorie, die natürlich nicht ohne Kritik bleiben konnte.

Albertus Magnus bereits hatte sich deutlich genug abgesetzt gegen alle bloß spekulative Astromedizin und Iatrochemie. In seinen „Mineralia" schreibt er, ihn interessiere die Mutationstheorie der Alchimisten ebensowenig wie ihre therapeutischen Versuche mit dem heilenden Gegenmittel (antidotum medicinae), das man als Elixier des Lebens anpreist. *Ihm* gehe es lediglich *darum*, „wie die Dinge aus den Elementen zusammengemischt sind und wie jedes Ding zu seiner Wesensart kommt". Veränderung und Verwandlung der Metalle aber, dieser Gegenstand „fällt nicht in den Aufgabenbereich des Naturwissenschaftlers" (physicus).

Albertus setzt sich vor allem von einem bestimmten arabischen Alchimisten ab, der „nur ein Techniker, kein Theoretiker" gewesen sei, ein „mechanicus"

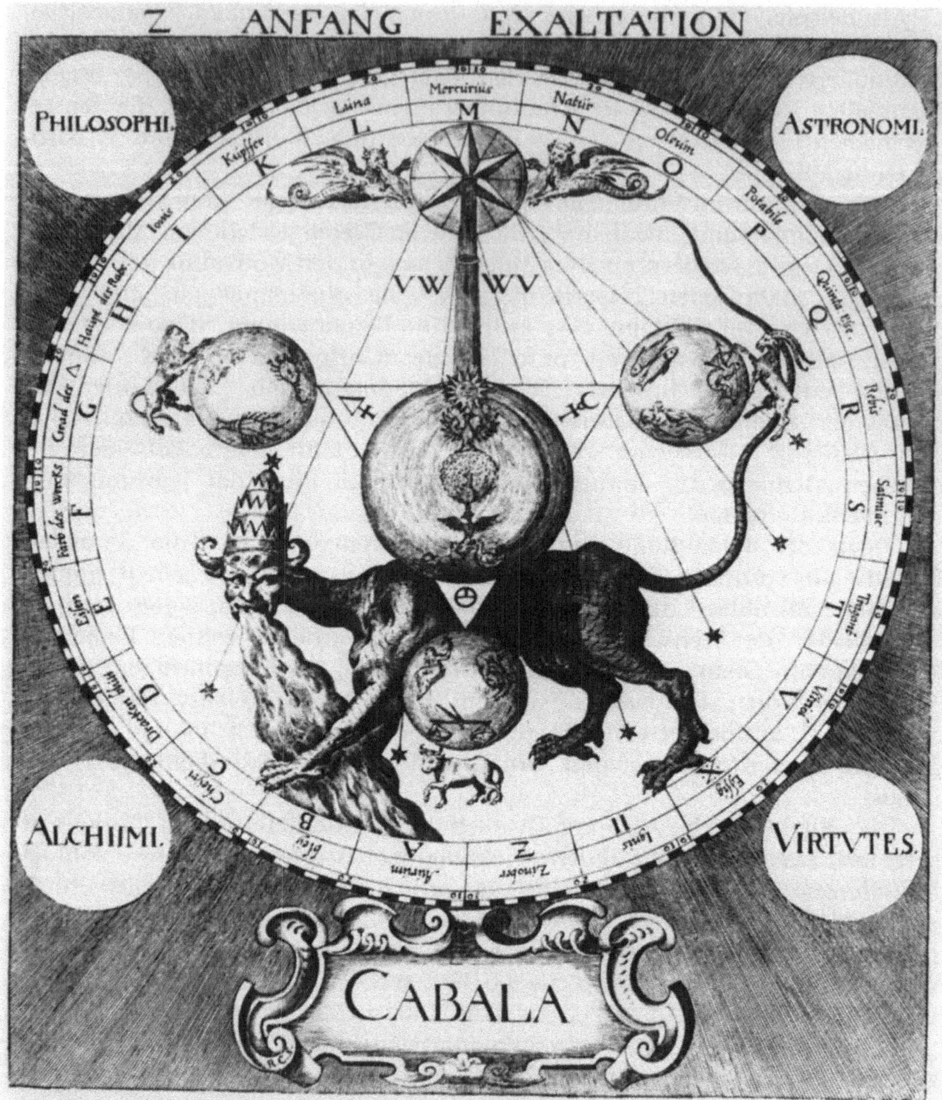

Abb. 17. Universalschema des spagyrischen Opus.
Aus: Stephan Michelspacher, Cabala, Augsburg 1654

nur und eben kein „phìlosophus" (Mineralia, c. 4, f. 135ra). In der Philosophie aber sei es keineswegs üblich, sich auf bloße Autoritätsgründe zu stützen; hier müsse man schon Beweise vorlegen. Der Zweifel gelte daher besonders bei jenem Heilmittel (medicina), das sie Elexier nennen.

Der im Band 37 der Albertus-Ausgabe von Borgnet (1890) aufgeführte „Libellus de Alchimia" kann mit Sicherheit als eine Fälschung angesehen werden; hingegen finden wir in den „Büchern über die Mineralien" (Ed. Borgnet, Vol.

V) hermetische Schriften erwähnt. Als Quellen werden genannt: Plato, Alexander Aphrodiensis, Avicenna und vor allem Hermes Trismegistos (Hermes dux et pater alchimiae). Daß aus arabischer Quelle geschöpft wird, zeigen die latinisierten Arabismen, so „alarba" für „tetrabiblios". Von einer „mechanica alchimia" ist weiterhin im Hinblick auf die sie anwendenden „physici" die Rede. Offensichtlich stand Albertus auch die arabische Fassung der „Tabula Smaragdina" zur Verfügung (Ruska, 1926).

Die mittelalterliche Alchimia kann somit gelten als eine organische Fortentwicklung der aristotelischen Lehre von den Wandlungen der Materie. Sie bestätigt nur in Praxis wie Theorie diese vor allem neuplatonisch ausgerichtete Lehre von der Lebensverbundenheit aller im All.

Es wundert zunächst nicht, daß – analog zur „Astrologia Medica" nun auch versucht wird, der „Alchimia" ihren legitimen Ort im System der „septem artes liberales" zuzuweisen. Die „Alchimia" erscheint natürlich im „Quadrivium" und steht im Kontext mit Philosophia, Physica, Medicina, Astronomia und Astrologia.

Im Cod. Scorial. O. III. 16 (s. XV) findet sich ein Traktat: „Hermes Trismegistus Mercurius de divinitate ad Asclepium", der von den allgemeinen Prinzipien der Schöpfungsordnung ausgeht: „Deus primus est, Secundus est mundus, homo est tertius". Die lehrbuchmäßig verfaßten Traktate führen in der Regel drei Teile, eine „Theorica", „Principia" und die „Practica" nach folgender Gliederung: 1. Der Weltbau (Kosmologie); 2. Die Wallfahrt oder Pilgerschaft des gemeinen Lebens (Anthropologie); 3. Der Weg des Irrtums (Epistemologie); 4. Der schmale Pfad zur edlen Wahrheit (Ethik).

Dem schmalen Pfad öffnet sich nun auch die „Chymistica Philosophia", die uns zeigt, „wie man die heimlichen und verborgenen Formen oder Gestalten der Wahrheit und nicht äußerlichem Schein nach solle suchen und außerklauben". Dem physiologischen Teil folgt eine „Corruptio Chymistica", die uns die Zerrüttung oder Zerstörung der natürlichen Zusammensetzung vor Augen führt. Nach naturkundlichen Traktaten „De mineralibus", „De vegetabilibus", „De animalibus" findet sich ein „Liber Artis Chimisticae", und darin eingeschlossen eine „Medicina universalis", die alle Krankheiten zu heilen und zu vertreiben verspricht (Vgl. hierzu insbesondere: José Ramón de Luanco: La alquimía en España, Barcelona 1889/1897 mit ausführlichen Quellenauszügen, die durch unsere Untersuchung gestützt und erweitert werden).

Von dieser Tradition künden auch einige exemplarische Handschriften, die wir in spanischen Bibliotheken gefunden haben. Um das Jahr 1400 wurde eine charakteristische Sammelschrift zusammengestellt, der Codex Matritensis 10031. Er beginnt mit der berühmten „Summa perfectionis magisterii operis alkimie" des legendären Geber, gefolgt von einem „Liber de coagulationibus", dem auch typische alchimistische Geräte zu entnehmen sind. Im zweiten Teil finden wir die „Semita recta super artem alkimie", die dem Albertus Magnus zugeschrieben werden. Hier begegnet uns bereits eine besonders eindeutige Analogie der zu bearbeitenden Metalle mit den zu behandelnden Krankheiten: Durch die Kunst werden die kranken Stoffe von ihrer Korruption befreit und durch bestimmte Heilmaßnahmen (per medicinas suas) zur Genesung geleitet.

Ein klassischer alchimistischer Text aus dem 16. Jahrhundert war in Toledo
zu finden (Ms. 96–38), die „Sapientia generationis lapidis" des Hermes Trismegistos mit der Erklärung eines gewissen Moses, der sein Werk – nach hebräi-
scher Zeitrechnung – auf das Jahr 3462 der Welterschaffung datiert. „Moses"
behandelt nach dem „opus naturae" ausführlich das „opus artis", um dann auf
das alchymische „magisterium philosophorum" einzugehen. „Istud est igitur
opus Creatoris admirabilis, quod propriis oculis vidimus et manibus tetigimus
…" (f. 34ʳ). Es folgt ein Traktat des Raimundus Lullus „De quinta essentia".
Es sind insbesondere diese Sammelhandschriften – wie sie noch repräsentati-
ver etwa in der „Vossiana" zu Leiden vorliegen –, die wesentlich systematischer heranzuziehen wären und die uns am ehesten Aufhellung versprechen

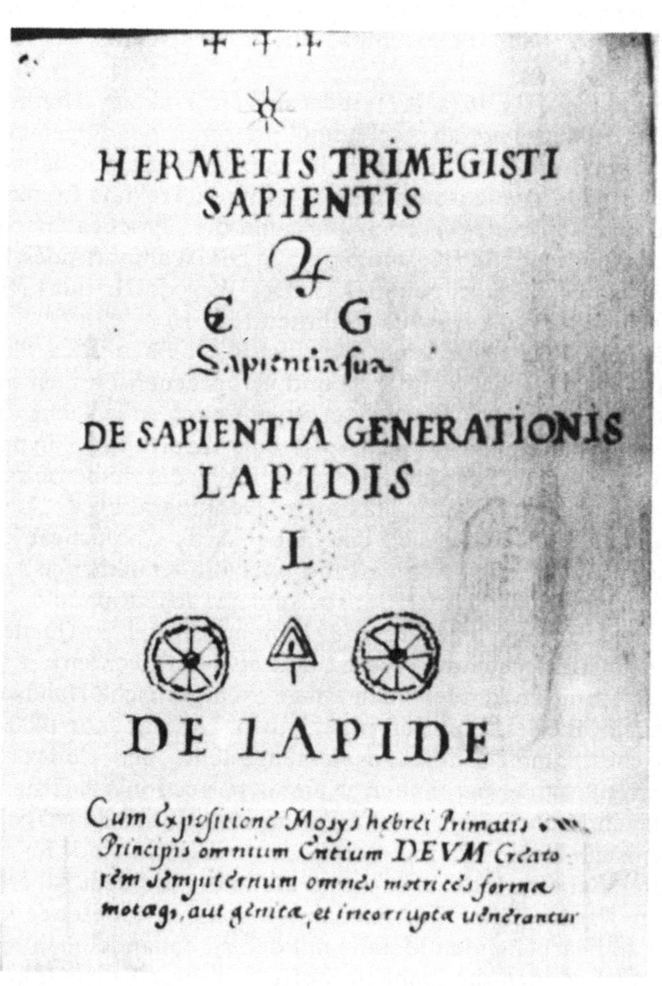

Abb. 18. Cod. Tolet. 96–38 (s. XVI)

könnten auch über die Struktur und Funktion einer „Alchimia Medica" (vgl. Abb. 18).

Aufschlußreich ist ein Madrider Codex 2058 (s. XVII), der sich demjenigen Teil der „philosophia natural" kritisch zuwendet, der sich als „Chimica" bezeichnet, und wo versucht wird, die „weisen Philosophen" von den „falschen Sophisten" zu unterscheiden. Hier wird eindeutig dargelegt, warum die Alchimie in erster Linie die Aufgabe hat, Heilmittel zusammenzustellen, die einzig und allein menschliche Krankheiten heilen (encomponer medicinas que solamente curan enfermedades humanes) und erst im übertragenen Sinne eine Medizin herstellt, welche die „Krankheiten der Metalle" reinigt und heilt. Ausführlich wird betont, daß keiner sich Arzt nennen dürfte, der nicht in der „edlen Wissenschaft der Destillation" zu Hause sei (f. 250^{r-v}). In zweiter Linie folgt dann auch die Heilung der Metalle: „una medicina que cura solamente las enfermedades de los metales". Der Traktat schließt mit einer Warnung vor der „medicina falsa" und warnt im einzelnen vor allen „supersticiones, palabras magicas, fantasias magicas" (f. 255^r).

Dieses alchymische Denken traf freilich relativ frühzeitig schon auf energischen Widerstand, wie eine Madrider Handschrift aus dem 15. Jahrhundert zeigt, der Traktat des Bernhard Strucius „Contra alchimistas", geschrieben im Palast zu Avignon und dem Petrus de Luna, Erzbischof von Toledo, gewidmet. Unter Berufung auf die Autoritäten der Grammatik und Dialektik, der Physik und Mathematik, der Arithmetik, Geometrie, Astronomie und Musik, der Astrologie auch und der Theologie wird in streng scholastischer Deduktion – mit „objectiones" und „conclusiones" zu jeder der acht „quaestiones" – das Tun der „armen Alchimisten" (pauperes alchimistae) ad absurdum geführt, absurd und daher zu verurteilen aus dem einfachen Grunde, weil alles vom weisen und gütigen Schöpfer als gut geschaffen und bestens geordnet gilt, es daher in dieser Welt keines weiteren „opus", keiner alchymischen Aufbereitung der Weltstoffe, mehr bedarf.

Eine Verteidigung der Alchimia legt demgegenüber Justo Delgado de Vera vor mit seinem Werk: „Defensa repuesta justa y verdadera de la medicina racional y philosophica profanada de las imposturas de la Chimica" (Madrid 1687). In aller Natur und bei allem Werk des Menschen finden wir nur die Anlage, die auf Kultur aus ist; zu den „res naturales" treten die „non-naturales": „toda criatura y toda obra del hombre son cosa impura". Auch Diego de Torres Villarroel veröffentlichte noch 1752 zu Salamanca seine „Conversaciones Physico-Médico-Chímicas" unter dem Titel: „La Suma Medicina o Piedra filosofal".

Im „Alchimisten Sieben-Gestirn" (1772) schließlich kann man lesen, daß nach Erfüllung der „ersten Schöpfung" erst das „Werk der Medicin" anfängt, durch welche das „ganze Meisterstück seine Endschaft erreichet" (S. 53). Alle Werke der Natur sollen „durch der Kunst Hülfe" aufbereitet werden (S. 87). „Derowegen muß ein Laborant oder Arbeiter den Reichtum der Natur haben" (S. 96). „Durch die Kraft dieser Medizin kann die Natur auf anderthalb hundert Jahre erhalten werden" (S. 99). „Denn die Kunst tuts der Natur nach, und in etlichen Stücken verbessert und übertrifft sie dieselbe, wie dann eine schwache Natur durch der Ärzte Kunst und Fleiß geändert wird. Die Natur bauet kein Haus, macht auch kein electuarium ..." (S. 124). „Die Kunst aber folget der Natur nach ..., und darum muß man der Natur durch die Kunst zur Hülfe kommen, in dem, wo die Natur aufgehöret hat" (S. 125).

4.3 Funktionen des „Opus Magnum"

Aus dem strukturellen Gefüge der Alchimie ergeben sich bereits ihre vielschichtigen Funktionen. „Alchimia" ist im Grunde ein „corpus symbolicum" mit einem gnostisch-kathartischen Ferment, eine „imaginación panbiológica", wie der spanische Alchimiehistoriker García Font (1976) dieses „drama de materia" genannt hat. Daraus ergibt sich ein ungemein großzügiger Bedeutungszusammenhang. Die Alchimie ist eine intuitiv erfaßte Gestalt der Materie, analog der Kompositionshierarchie bei Newton; sie zeigt die Harmonie aller sich in Entwicklung befindlichen stofflichen Gestaltungen. Sie trägt ein geheimes Schema aller Funktionen – in Analysis und Synthesis – in sich, und sie ist letztlich nichts anderes als die stoffliche Voraussetzung einer universellen Regeneration der Materie. Der Mensch ist darin der omnivalente Handwerker, der universelle Künstler, der Priester der Realität. Alchimie in diesem Sinne ist ein durch und durch anthropologischer Entwurf (vgl. Gracía Font, 1976).

Was wäre nun im einzelnen die Funktion der „Alchima Medica"? Das Elixier, die Panazee des Lebens, tingiert das elementare Stoffgefüge, heilt den kranken Körper und verjüngt das Alter. Der Stoff der Krankheit, die „materia peccans", wird ausgetrieben, die zeugende Kraft gestärkt, das Leben verlängert. Die Natur selber ist es, die hier als der hermetische Arzt wirkt, dem die Kunst – als Mitgift Gottes – zu Hilfe kommt. Die Kunst der Alchimie wird daher des öfteren auch eine Gabe des Heiligen Geistes genannt. Und wie das „corpus" in „spiritus" verwandelt wird, so immer auch der „spiritus" in ein „corpus".

Das „OPUS MAGNUM" dient daher nur als Symbol für den Prozeß, der nun in folgenden Phasen und Stufen vor sich geht:
1. Die „materia prima" wird mit dem „agens primum" vermischt und kommt in ein hermetisches Gefäß (= philosophisches Ei), das in den Alchimistenofen gestellt wird (= Athanor).
2. Im Ei wirken das solare Prinzip (Sulphur) und das lunare (Mercurius) aufeinander ein, töten sich, verfaulen (zur „nigredo"). Nach Fäulung, Trennung, Gerinnung, Entwässerung, Säuerung tritt das Weiße (albedo) auf.
3. Der „Rote König" geht schließlich aus dem Schoß der „Weisen Rose" hervor. Im Feuer der Liebe (Salz) wird der König mit der Königin vereinigt. Der „Stein der Weisen" ist geboren!

Damit hätten wir das Grundschema für die 12 alchimistischen Hauptarbeiten vor uns, die von Basilius Valentinus die 12 Schlüssel genannt wurden und von anderen – so von Georgius Riplaeus – die zwölf Tore, zwölf Arbeitsgänge also, die oftmals in phantastischer Weise illustriert und die hier wenigstens aufgezählt seien:

1. calcinatio   – Pulverisierung (Glühen von Substanzen zur Austreibung flüchtiger Stoffe)
2. solutio   – Auflösung (Lösung eines festen Stoffes)
3. separatio   – Teilung (mechanische Aufgliederung)
4. conjunctio   – Zusammenfügung (stoffliche Synthese)
5. putrefactio   – Fäulung (Veränderung eines Stoffes durch Verwesung)
6. congelatio   – Kühlung
7. cibatio   – Speisung
8. sublimatio   – Aufsteigung (Verdampfung eines festen Stoffes)
9. fermentatio   – Säuerung
10. exaltatio   – Erhöhung
11. multiplicatio – Vermehrung
12. projectio   – Verwandlung

Die Prozeduren des „Opus" werden im „Deutschen Theatrum Chemicum" (1727) nochmals verdeutlicht und wiederum mystifiziert, wenn es heißt: „Dieses Werk pflegten die Alten ihren weißen Schwan, ihre Albification oder Weißmachung, ihre Sublimation, ihre Distillation, ihre Circulation, ihre Reinigung, ihre Scheidung, ihre Heilung und ihre Auferstehung zu nennen" (I, 583). Aus dem Symbol werden nun auch die letzten Konsequenzen gezogen (I, 588): „Und also sehet ihr, wo euch die wahre Philosophie hinleite, nämlich in einen Göttlichen Leib, darinnen ihr das Leben der Gottheit in der reinen Natur eingehüllt finden werdet, worinnen ihr Gott in der Natur erkennen werdet. Nunmehro ist das Paradies in der Natur wiedergefunden". Über seine Krankheitskrise 1768/69 schreibt noch Goethe, seiner Seele sei „diese Calcination sehr nütze" gewesen. Mit dieser Kalzination ist sicherlich die erste Stufe des alchymischen „opus magnum", auch Rektifikation genannt, angesprochen.

Auf den universellen Deutungszusammenhang, wie er sich im Wortspiel von „Lab-Oratorium" kundtut (kontaminiert aus „Ora et labora"), weisen auch die Umschriften auf alchymischen Medaillen hin, wo beispielsweise zu lesen steht: „Mirabilis deus est in operibus suis" oder „Simplicitas et rectum tuum" oder „Verbum caro factum est".

Eine besondere Würdigung verdiente in diesem Themenkomplex die höchst eigenwillige Chemiatrie des Paracelsus, die bisher von der Wissenschaftsgeschichte noch nicht im Zusammenhang dargestellt wurde und von der wir doch die entscheidenden Merkmale einer Theoretischen Pathologie zu erwarten hätten. Auch für Paracelsus bedeutet der alchymische Prozeß, ganz im Sinne der Tradition, nichts als einen „modus praeparandi rerum naturalium", ein spezifisches Vorgehen zur Aufbereitung der natürlichen Wirkstoffe. Dabei grenzt sich Paracelsus bereits sehr deutlich ab gegen die zeitgenössischen Manipulationen: „Es ist nicht so, wie die sagen: Alchimia mache Gold, mache Silber. Hier ist vielmehr das Fürnehmen: mach' Arcana und richte dieselbigen gegen die Krankheiten. Da muß man hinaus, ist also der Grund" (VIII, 185).

Gott hat dem Arzt – schreibt Paracelsus in seinem Buch über die Bergsucht – „die Erkenntnis gegeben, das Gute und das Böse in einem Ding anzuzeigen, und hat ihm den Vulcanus verordnet, durch welche Kunst Gutes und Böses voneinander geschieden werden". Die „Kunst Vulcani" ist es demnach, die das

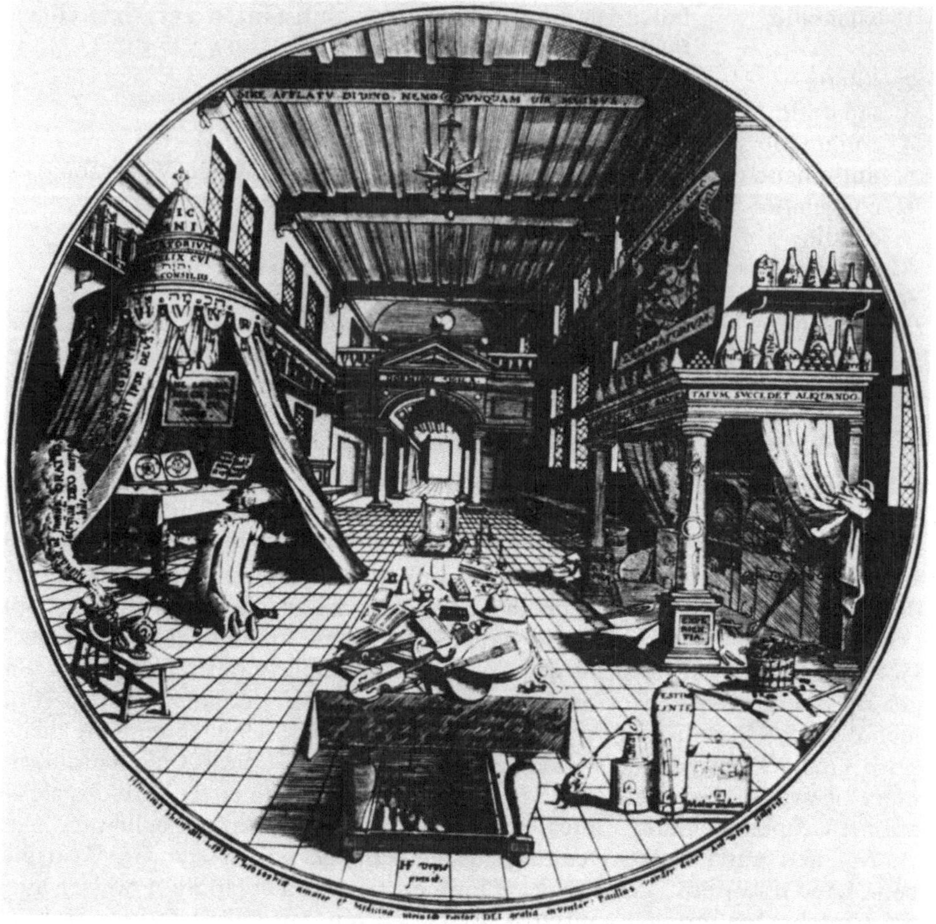

Abb. 19. Spagyrisches „Oratorium" und „Laboratorium".
Aus: H. C. Kunrath, Amphitheatrum sapientiae aeternae, Hanau 1604

Gift von dem Guten scheidet und dem „Elixier" vorarbeitet. In der alchymischen Aufbereitung erst wird es zum „inneren Erhalter" des Menschen. Je
nach Zubereitung und Beimischung unterscheidet Paracelsus das „elixir balsa-
mi", ein „elixir salis", das „elixir dulcedinis" und so auch ein „elixir quintae
essentiae", wo etwa die Quintessenz des Schöllkrautes oder der Melisse unter
Sonneneinwirkung digeriert wird, um dann unter das Magisterium des Weins
zu kommen. Gesteigert wird die Wirksamkeit eines solchen Heiltranks noch
einmal durch das „elixir subtilitatis", wo die Ingredienzien – Melisse oder
Schöllkraut – einer mehrmaligen Destillation unterworfen werden, oder auch
durch das „elixir proprietatis", in welchem Paracelsus das „eigen wesen" eines
Heilmittels erprobt, und wiederum durch langdauernde Destillation und Dige-
stion (worunter man die langsame bei mäßiger Wärme erfolgende gegenseitige
Durchdringung der Gemische zu verstehen hat).

„Also ist die Natur unser eigener Arzt", kann Paracelsus zusammenfassend konstatieren, eine Natur allerdings, die noch nicht auf ihr End' gekommen ist, denn der Mensch erst muß sie vollenden, sie aus ihrer „materia prima" über die „materia media" bringen „ad ultimam", eine ganze Welt, aufbereitet im „Licht der Natur" zu güldener Reife.

„Alchimia" vertritt bei Paracelsus somit eher ein therapeutisches Heilverfahren, das man am ehesten als physiologisch-pathologische Chemie auf vitalistischer Basis umschreiben könnte. Als die „dritte Säule" im System der Heilkunde steht sie zwischen der „Astronomia" und „Physica", um den mikro-makrokosmischen Stoffwechselprozeß zu symbolisieren, und damit auch alle Transmutation und alle Individuation (vgl. Schema 5).

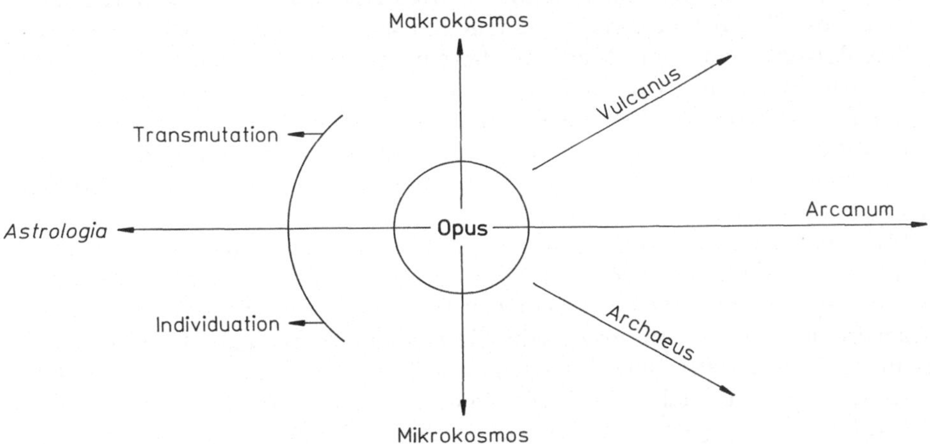

Schema 5. Alchimia als Stoff-Prozeß

Als eine durch und durch alchymische Prozedur dürfen auch die sechs Verdauungen bei van Helmont gewertet werden, im einzelnen: 1. die saure Magenverdauung; 2. die alkalische Verdauung im Zwölffingerdarm; 3. die Cruor bereitende in der Leber; 4. die hellrotes Blut bereitende im Herzen; 5. die Lebensgeist (spiritus vitalis Archei) bereitende und 6. die Ernährung der einzelnen Organe. Krankheit ist als eine allgemeine Stoffwechselstörung zu betrachten, nicht im Sinne der Privation, sondern als „Ens vere subsistens in corpore" (vgl. Pagel, 1930).

Im Jahre 1582 erschien bei Samuel Apiario in Basel ein Traktat „Dandora" mit dem Untertitel: „Das ist Die Edleste Gab Gottes, oder der Werde vnnd Heilsame Stein der Weisen, mit welchem die alten Philosophi auch Theoprastus Paracelsus, die vnuolkoῖene Metallen, durch gewalt des Fewers verbessert: sampt allerley schädliche vnd vnheilsame Kranckheiten, jnnerlich vnd eusserlich haben vertrieben. Ein Guldener Schatz, welcher durch einen Liebhaber diser Kunst, von seinem Vntergang errettet ist worden, vnd zu nutz allen

Menschen, fürnemlich den Liebhabern der Paracelsischen Artzney, erst jetz in Truck verfertiget" (vgl. Sudhoff, 1894).

Bereits im 17. Jahrhundert konnte der arabische Leibarzt Ibn Sallum ein medizinisches Buch „Ġāyat al-itqān" schreiben, in dem er die neue Chemie des Paracelsus verwertet. Es heißt dort nach einer Erklärung der Alchimie im allgemeinen: „Dann aber kam der Germane Paracelsus, der gab der Kunst der Chemie eine neue Zweckbestimmung und machte sie zu einem Teil der Kunst der Medizin und nannte sie auf Lateinisch Spagyria. Das bedeutet „Sammlung und Zerteilung der Verschiedenheiten". Dieser Ausdruck gilt speziell für die Kunst der chemischen Medizin" (Ullmann, S. 248). „Barakalsus" wird hier gepriesen als „Oberhaupt der Meister der neuen chemischen Medizin" (Ullmann, I, S. 182f.).

Was es mit der uns hier vor allem interessierenden Universal-Medizin auf sich haben könnte, wird von Johann Friedrich Helvetius, einem anderen Alchimisten des 17. Jahrhunderts, in einem kunstvollen Dialog zwischem einem „Elias Artista" und dem „Medicus" beschrieben. Gefragt wird, warum wohl die meisten Menschen vor der Zeit „aus dem höchst süßen Licht dieses Reichs in die finstre Erde der Sterbenden wandern müssen", und ob es denn so gar kein Mittel gäbe, „dem sterblichen Leibe der Menschen die Gesundheit wieder zu ersetzen" und somit das Leben „bis auf den fatalen Termin", den Tod nämlich, zu erhalten?

Hier preist nun der Alchimist dem Arzt jenen „medizinischen Nektar" an, den keine „Galenische Kur" und keine „Paracelsische Tinktur" zu vermitteln in der Lage sei. Der Medicus freilich vermag nicht an eine solche Universal-Medizin zu glauben, weil er zu sehr die elementare Struktur des Organismus kennt und die daraus entspringenden vier Temperamente, die alle Krankheit bestimmen und so auch jedes Heilmittel ändern. Um ein Beispiel zu nennen: Wenn Petrus Wein getrunken, wird er jähzornig, Paulus dagegen lammfromm; „Matthias aber singt und Lukas weinet". Außerdem habe man bei jedem Eingriff das Lebensalter zu berücksichtigen, ferner das Geschlecht, die jeweilige Konstitution und Disposition „und viele andere Umstände" (wir würden das heute „Risikofaktoren" nennen), die alle wiederum den noch so „wunderbaren Effekt der Universal-Medizin" aufheben müßten.

Dieser vulgären Ansicht der Ärzte gegenüber weiß nun der Alchimist Elias auf den eigentümlichen „modus operandi" dieser Universal-Medizin hinzuweisen und auf den großen Unterschied zum „partikularen Medikament", das lediglich an Elementen und Temperamenten angreift. Die „universale Medizin" dagegen erneuert die edleren „spiritus vitales", nicht die banale Säfteverfassung; sie steht daher in einer besonderen Harmonie und Sympathie mit der Ganzheit des Leibes, jener „integritas", welche wiederum nichts anderes ist als ein Bild der Gesundheit. Mit der Erfrischung der Lebensgeister aber wird die unterdrückte Gesundheit wieder aufgeweckt: Die Universal-Medizin ist daher „das herrlichste Praeservativ", Garant der Vorsorge und Schutz vor allen Krankheiten.

In seinem „Bericht von der Alchemie" aus dem Jahre 1727 versuchte Georg Philipp Nenters noch einmal die dominierende Rolle des Paracelsus in dem zu seiner Zeit bereits ansetzenden Integrationsprozeß zu charakterisieren. Paracelsus, den man als „Hexenmeister, Teufelsbanner und Landstreicher" verschrie, habe erstmals in das von Galen und den Arabern angerichtete Chaos neue Ordnung gebracht. Er habe den „Medicos Scholasticos" nicht nur gezeigt, „was sie vor eine miserable Medicin hätten", sondern auch wieder auf Hippokrates aufmerksam gemacht, dessen edlen Glanz „der arabische Schatten" verdunkelt habe (S. 182f.).

Eine entscheidende Wende erhielt die mit solcher Kritik natürlich auch stagnierende „Alchimia Medica" somit erst durch Paracelsus und die Paracelsisten des 17. und 18. Jahrhunderts. „Alchimia" gilt durchlaufend als jene Kunst, die alle Dinge, die Gott geschaffen hat, auf ihren Endzustand bringen muß. Diese Kunst betreibt in der Welt da draußen der Vulcanus, im Organismus hier drinnen der Archaeus. „So muß die Natur dahin gebracht werden, daß sie sich selbst erweist", sich selbst nämlich im Menschen. War es bisher immer noch eine Ordnung der Strukturen des Lebendigen, die in Natur wie Geschichte gesucht wurde, so kommt Paracelsus mehr auf das Problem zu sprechen, wie man daraus wohl auch zu einer Ordnung der Prozesse komme. Diese Ordnung aber vermittelt uns die dritte Säule der Medizin, die „Alchimia", die „Natur in Vulcano", die unser aller Lehrmeister sein muß (IX, 44), unser „innerer Arzt".

In seiner „Theo-Philosophia Theoretica-Practica" kann ein Sincerus Renatus, alias Samuel Richter, noch 1711 schreiben: „Der Archaeus ist allein der Medicus, hilfft der sich nicht selber, so wird das Medicament wohl vergebens sein". Das Medikament aber, es wird im Feuerprozeß erst zu einer „reinen Tinktur aus dem Paradies", zu einer Universalarznei, zum „Naturheiland", den wir im „Stein der Weisen" zu bilden haben. Auch hierbei geht es letztlich nicht um pragmatische Prozeduren und Remedien, sondern um das anthropologische Medium, das man finden muß in sich selbst. „Der Natur nach" bedeutet daher immer nur ein „Kenne dich selbst"! Ausführlicher dargestellt wird dieses Prinzip im Kapitel XII mit dem Titel: „Worinnen der Ursprung der menschlichen Krankheiten bestehe, und wie sie in dem menschlichen Cörper generiret werden: Zugleich, wie so wohl universaliter als auch particulariter selbige von einem Artzte können gehoben werden".

Der Krankheitsprozeß erscheint in Analogie zur Geburt, genauer: eine Abfolge von Ausgeburten. Voraussetzung zum Geburtsprozeß aber ist die Paarung, in der zwei zusammenkommen, um sich zu „imaginieren", zu „impressen", damit ein Drittes entstehen kann. Das Andere, ein „Contradictorium" oder „Widerwärtiges", wird als weiblich verstanden, die Vereinigung als ein Ziehen und Ringen, ein Untereinandergehen und Verschlingen, eine „Compaction" und „Coagulation", und daraus folgend die Schwängerung. Die Geburt, als das Dritte, ist dann die Einigung, erlebt als Leiblichkeit oder „körperliche Fassung", als „Temperanz". So Sincerus Renatus (1711)!

Am Schluß der handschriftlich weitverbreiteten „Splendor solis", der dem fahrenden Alchimisten Salomon Trismosin zugeschrieben wird und der um 1490 niedergelegt wurde, heißt es: Die alten Meister und Weisen, sie haben als die vier „Haupttugenden in der löblichen Kunst" erfunden: 1. Die Kunst macht den Menschen gesund von mancherlei Krankheiten. 2. Die Kunst macht die metallischen Körper vollkommen. 3. Die Kunst verändert alle unedlen Steine in edle Steine. 4. Die Kunst macht ein jedes Glas geschmeidig. Denn hier haben wir eine Arznei über alle anderen Arzneien vor uns, die Hippokrates, Galen, Constantinus, Alexander oder Avicenna noch nicht kannten: „Sie macht den Menschen fröhlich, auch jung geschaffen und behält ihm seinen Leib ganz freudig frisch und gesund vor inwendig und auswendig Gebrechen oder Schäden, die besserts". Der „Splendor solis" schließt mit einem Hymnus auf diese „allerteuerste Kunst und Trösterin der Armen, die edel Alchimia, über alle natürliche Kunst, so die Menschen auf Erden haben", eine wahre „Gabe von Gott"! „Durch sie wird vollbracht, das da fürdert lang Leben und Gesundheit. Denn ihre jüngste Frucht ist das wahrhafte Aurum und der allerkräftigste Balsam und die allerköstlichste Gabe Gottes, so die ältesten Weisen in der Natur mit Kunst gewirket haben".

Ein Traktat mit dem barocken Titel: „Die Edelgeborene Jungfer Alchymia", erschienen bei Cotta in Tübingen, bringt 1730 immer noch neben einer Kasuistik über gelungene und mehr noch mißlungene Transmutationen auch eine „Medicina Universalis", eine „Arztney, den menschlichen Leib gesund zu erhalten, bis an das bestimmte Ende, und von allen dazwischen kommenden Zufällen zu befreyen" (S. 417). Da aber die Kunst das in Kürze mache, wozu die Natur lange Zeiten braucht, dürfe man „gar wohl sagen, daß die Kunst die Natur perfektioniere" (S. 16), und es sei – methodisch gesehen – letztlich doch nur eine schlechte Konsequenz, „die man von dem nicht erfolgten Effect zu der Wahrheit oder Unwahrheit eines Processes machen will" (S. 33).

Alles organische Leben steht hier in einem permanenten Transmutations-Prozeß: „Da wächset viel Gras, solches verkehrt das Vieh, wenn es da weydet, in seine Natur, da wird aus einer Blum, so zu reden, ein Schaaf, oder Ochs" (S. 3), und so wird – „vermittelst der eigenen Putrefaction" – in der ganzen Natur ein solcher Circulus beständig betrieben. Nicht von ungefähr ziert dieses Werk das lapidare Motto: „Natura gaudet Natura".

4.4 Alchymische Prozeduren der Aufklärung

Die Wissenschaftsgeschichte hat sich sicherlich viel zu einseitig mit jener klassischen Alchimie befaßt, die als „Theorica" eine hermetische Stoffkunde war und die als „Practica" zu jenem spagyrischen Prozeß geführt hat, den man vulgär und verzerrt als „Goldmacherkunst" bezeichnet, während wir mit der „Alchimia Medica" eher das Modell einer universellen Heiltechnik und Heilkunst fanden, das sich lediglich der Analogie der „Wandlung und Heilung" der Metalle bedient, um die Heilung des Menschen, die Wendung seiner Not, in die Wege zu leiten.

Mit dem „opus" haben wir in der Tat einen alchymischen Schlüsselbegriff vor uns, der nicht nur die kosmologischen und eschatologischen Dimensionen verbindet, sondern auch die trinitarische Weltstruktur mit den anthropologischen Konstituenten zu verbinden wußte, wie aus folgendem Schema hervorgeht:

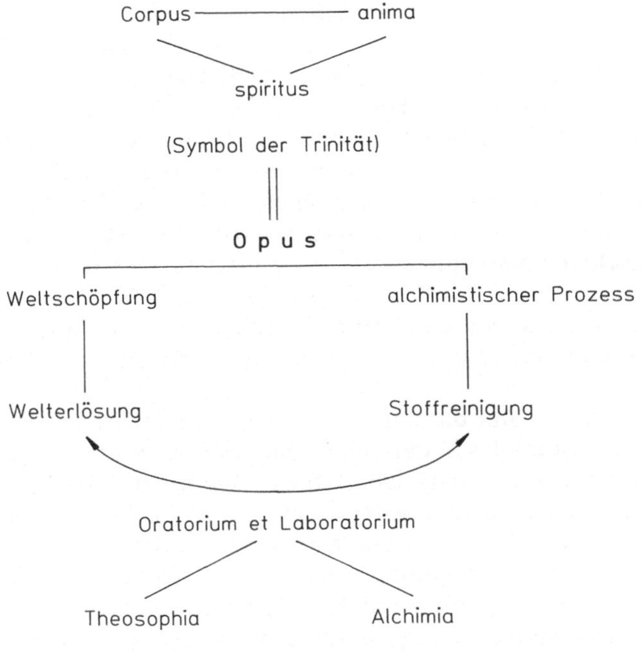

Schema 6

Zur Alchimie am Ausgang des 17. Jahrhunderts ließe sich eine Fülle an Druckschriften heranziehen, wobei hier nur einige paradigmatische Texte erwähnt seien. So erschien im Jahre 1602 zu Leipzig „ein kurtzer summarischer Tractat Fratris Basilij Valentini Von dem grossen Stein... Hierbey Ein sonderlicher Tractat de Microcosmo, oder der kleinen Welt des Menschen". Ähnlich demonstriert sich ein „Schlüssel der Chimistischen Philosophy: Mit welchem die heimliche und verborgene Dicta und Sprüch der Philosophen / eröffnet und aufgelöset werden. Deme das Artificium supernaturale, sampt sein angehörigen Stücken und Theilen / Wie in nachfolgenden blettern Suffiarie zu befinden hinzu gethan worden / Anfangs durch den Ehrnvesten und Hochgelehrten Herrn Gerardum Dornaeum beider Artzney Doctorn Lateinisch beschreiben. ... Straßburg: L. Zetzner 1602".

Weite Verbreitung fand das „Rosarium Novum Olympicum et Benedictum. Das ist: Ein newer Gebenedeyter Philosophischer Rosengart. Per Benedictum Figulum" (Basel 1608). Auf S. 23 findet man hier eigene „Arcana Paracelsi" mit dem Titel „De Lapide Philosophorum".

Nicht verschwiegen werden sollte in diesem Zusammenhang das Opus eines der Pioniere der modernen Wissenschaft, deren magische Innenseite wir nur zu bereitwillig zu verdrängen geneigt waren: Isaac Newton nämlich! Newton hat man nicht nur als den „ersten Mechaniker" der Neuzeit bezeichnen können, sondern auch als den „letzten der Magier" (so Lord Keynes). Überzeugt von der Wahrheit der „prisca sapientia", versuchte Newton zeitlebens, eine Synthese zwischen den okkult-alchymischen und den exakt-naturwissenschaftlichen Forschungen zu finden. Und mehr noch: Erst durch die ständigen Auseinandersetzungen mit den magischen Denkformen des Hermetismus hat Newton deren Überwinder werden können (Figala, 1978).

Was Newton im einzelnen beschreibt, sind die Kompositionsgesetze des hierarchischen Materieaufbaus (Kompositionen erster, zweiter, dritter usw. Ordnung), die Kompositionsgesetzlichkeiten auch einer Theoretischen Pathologie. Zum Verständnis der Kräfte seines atomistischen Materieaufbaus dienen die alchimistischen Vorstellungen der hermetischen Überlieferung. So gleicht der Materie-Samen dem sulphurischen Prinzip der Alchimie, während der Merkur das materielose Vakuum (spirit) symbolisiert –: Relationen von Materianteil und Vakuumanteil in der „catena aurea", die eine gewaltige Pyramide aufbauen.

Einem Manuskript um das Jahr 1675 entnehmen wir den großartigen Gedankengang, daß Gott alles in der Schöpfung nach Zahl und Maß zu durchlaufender Harmonie geordnet hat, daß Gott darüber hinaus aber auch in die Natur stofflich-materielle Anlagen gelegt, welche die Alchimia zu entfalten habe, gleichsam Mägde (handmaids), „damit sie seine Geschöpfe empfangen und gebären". Diese Art von Naturphilosophie, eine „sowohl theoretische als auch praktische Philosophie" (philosophy both speculative and active), führe daher nicht nur zur Erkenntnis Gottes, sondern auch zu „Auffindung der wahren Arzneien (true medicines) in den Geschöpfen" (nach Figala, 1978, S. 103). Soweit Newton!

Seit dem 17. Jahrhundert verstand man dann unter einer solchen hermetischen Medizin nur noch das verwässerte System der Paracelsisten. So legt Zedler (1735) die „Hermetica Medicina" als ein System aus, das sich ätiologisch auf die Paracelsischen Prinzipienlehre (Sal, Sulfur, Mercurius) bezieht, während es sich therapeutisch auf die verborgenen „virtutes" der „Materia Medica" ausrichtet. Zedler unterscheidet in seinem Universallexikon (1735) sehr deutlich schon die „Chemiatrie" (als Vermittlung chemischer Präparate im Arzneimittelschatz) von der „Iatrochemie" (einer Schulrichtung, die sich in der praktischen Medizin chemischer Methoden bedient). Und so bezeichnet Zedler denn auch den „Iatrochymicus" als einen Arzt, der sein Heilverfahren mit chemischen Mitteln durchführt.

Zusammenfassend läßt sich sagen, daß in dem älteren alchymischen Denken noch die uralte therapeutische Idee von den „res non naturales" nachklingt, die in aller Natur nur jene Anlage finden, die jeweils aus ist auf Kultur. Was wir hier finden, das ist jener berühmte Topos von den „sex res non naturales", als da im einzelnen sind: 1. der gebildete Umgang mit Licht und Luft, Wasser und Wärme, Boden und Klima, der Umwelt also im weitesten Sinne; 2. die Kultur von Speise und Trank; 3. das Gleichgewicht von Arbeit und Muße, Stress und Feierabend; 4. der Rhythmus von Schlafen und Wachen; 5. der Haushalt der Ausscheidungen und Absonderungen und 6. eine Kultur im labilen Haushalt der Affekte, eine Psychohygiene und somit – alles in allem – eine verbindliche Lebens-Ordnungs-Lehre, eine anthropologisch wie kosmologisch orientierte Ökologie.

4.5 Konzepte einer Iatrochemie

Mit Struktur und Funktion einer „Alchimia Medica" werden wir in einem letzten Aspekt auf das Konzept einer Iatrochemie verwiesen, das – analog zur Iatromagie und zur Iatromathematik – die damals aktuellen Grunddisziplinen in das Haus der Heilkunde, und insbesondere in die Pathologie, zu inkorporieren versuchte.

Nach dem aristotelischen Hylemorphismus sind alle Dinge aus Form und Materie zusammengesetzt zu denken. Die Einheit dieses Zusammengesetzten zu lösen, ist ein Ziel jenes alchymischen Opus, das aus den pathogenetischen Dimensionen sehr systematisch in den therapeutischen Bereich hinüberleitet und damit auch dem Konzept einer Chemiatrie vorzuarbeiten in der Lage war. Das Tun des Therapeuten ist dabei prinzipiell teleologisch ausgerichtet, indem es aus der danaturierten Physis eine heile Natur wiederherzustellen versucht. Der alchymisch orientierte Therapeut ist der „Protagonist eines umfassenden Dramas" (Schütt, 1982), wobei die „massa confusa" des erkrankten Organismus die Qualen einer Transmutation erleidet, um erlöst zu werden. Der „lapis philosophorum" wird zum „sotēr", wurde im Mittelalter gar mit Christus identifiziert. Es geht – alles in allem – um das „Pathos zielorientierter Befreiung" (Schütt (1982) 47).

Wachstum wird ja auch heute noch allgemein verstanden als Ansatz durch Zunahme von strukturell und funktionell vollwertiger Masse. In diesem Sinne spricht man rein metaphorisch vom „Wachsen" eines Sternenhaufens oder eines Kristalls. Gibt es demnach, so ließe sich fragen, auch „Wachstumsstörungen" im anorganischen Feld? Kann man von „kranken Molekülen" sprechen, demnach auch – wie die Alchimisten – von „kranken Metallen"? Wir finden schließlich auch im Kristallbau „Defekte" und „Ausfallserscheinungen": Fehlerstellen, Gitterlücken, Gitterversetzungen. Fehler in der Keimbildung oder auch die Wachstumsgeschwindigkeit werden verantwortlich gemacht für die Entstehung „kranker Kristalle" (Probleme der Heterochronie, Heterotopie, Heterometrie).

Als Beispiel für die Iatrochemie möge des Ottonis Tachenii „Hippocrates Chymicus, Omnibus á mendis vindicatus" (Paris 1669) genügen, der mit seiner „Epistola dedicatoria" den „Doctoribus Medicis" gewidmet ist. Im Vorwort bereits leuchtet die diätetisch-therapeutische Grundstruktur dieser Schrift auf, wenn es heißt: „Hippocrates ... aureum libellum De Diaeta, mysteriis repletum, intacta reliquit" (Praefatio). Ausführlicher dargestellt aber wird die „Spagyria", auf der Basis einer hermetischen Naturphilosophie die „principia Chymiae, id est naturae instrumenta" auseinandersetzend und im ganzen zu verstehen als eine „Philosophia naturalis, quam nunc Chymiam dicunt" (Praefatio).

„Man kann in diesem Sinne auch sagen" schreibt Schopenhauer in seinen „Aphorismen zur Lebensweisheit", „es gehe uns wie den Alchimisten, welche, indem sie nur Gold suchten, Schießpulver, Porzellan, Arzneien, ja Naturgesetze entdeckten". Herman Boerhaave konnte noch (1775) behaupten: „Unter allen physikalischen Schriftstellern, die mir bis jetzt zu Gesicht gekommen sind, habe ich noch keine angetroffen, die die Natur der Körper und ihre verwandelnde Kraft tiefer erforscht und deutlicher erklärt hätten als die Alchimisten" (nach Zimmermann, 1969, S. 135). Um die gleiche Zeit, im Jahre 1770 schreibt der junge Goethe dem Fräulein von Klettenberg: „Die Chymie ist noch immer meine heimlich Geliebte". In „Dichtung und Wahrheit" beschwört Goethe seine „mystisch-cabbalistische Chemie". Und auch die „Ephemeriden" des gleichen Jahres beginnen mit Paracelsus und Pythagoras, mit Naturphilosophie und jener Chemie, die Goethe mehr und mehr zu seiner „Privatreligion" wird (Zimmermann, S. 97).

Ein abschließendes Urteil gibt das „Magazin für die höhere Naturwissenschaft und Chemie" aus dem Jahre 1784, das Auszüge bringt aus einem Werk mit dem abstrusen Titel: „Die unvorsichtig verlohrne, aber doch glücklich wieder gefundene Philosophische Brieftasche" (II, 319–376). Darin heißt es zusammengefaßt: „In gleichem verachten und verspotten die Ärzte die Alchemie. Aber sie erkennen mich nicht, haben auch von der Kunst nichts erfahren, wie Avicenna und Villanovanus, und viele andere große Physiker und bewährte alte Ärzte. Es verspottet sie nur der Unweise, welcher den Weg der rechten Medicorum nie gespüret hat. Dann die Spötter haben nicht Hirn genug, eine solche Wurzel und edle Medizin zu erkennen, welche alle Krankheiten heilet" (S. 370).

Krankwerden und Heilung stehen in genauer Analogie zum alchymischen Prozeß. In der „Encyclopaedia" (1469) von Alsted gilt die Alchimia allgemein als „ars bene praeparandi medicinam purissimam, ad perficiendum corpora hominis et metallorum imperfectorum". Über die Zuweisung der „alchimia" zum medizinischen Bereich kann daher kein Zweifel bestehen, wobei die spekulative „Theorica" mehr auf die philosophisch unterbaute Stoffkunde (scientia theorica) zielt, während die pragmatische „Practica" den konkreten pharmazeutischen Bereich der „ars destillatoria" oder „ars spagyrica" zum Gegenstand hat.

In diesem Sinne sollte man die Konzeption der Iatrochemie als einen übergeordneten Begriff nehmen, als die Schulrichtung, die sich chemischer Methoden in der praktischen Heilkunst bedient (repräsentativ etwa bei Franciscus de le Boë Sylvius), während die Chemiatrie dann im engeren Sinne chemische Präparate im Arzneimittelschatz zu vermitteln hat, so in Ansätzen schon bei Paracelsus oder van Helmont, so dezidierter im „Prodromus Praxeos Chemiatricae" (1674) des Matthias Tilingius. Diese Unterscheidung wird besonders deutlich noch in Zedlers Universal-Lexicon (1735), wo als „Iatrochymicus" ein Arzt bezeichnet wird, der sein Heilverfahren mit chemischen Mitteln durchführt, wobei die ganze Richtung immer noch als „Hermetica Medicina" gilt.

Als Übergang in der Entwicklung dieser „Medicina Hermetica" von einer eher spekulativen „Alchimia transmutatoria" zu einer mehr präparativen und analytischen Chemie sollte auf die „Alchemia" (1597) des Libavius aufmerksam gemacht werden, ferner auf die „Collectanea Chymica Leydensia" (Jena 1696), wie sie von Christoph Ludwig Morleius zusammengetragen wurden, auf den „Medicus legalis" (Helmstädt, 1696) oder auch des Aegidius Daelmann Traktat „Die Neu abgefaste Heyl-Kunst" (Frankfurt a. d. Oder, 1694).

Aber erst ein so moderner Chemiker wie Robert Boyle (1627–1691) gibt der chemischen Praxis ein erfahrungsbezogenes Theoriekonzept und damit auch

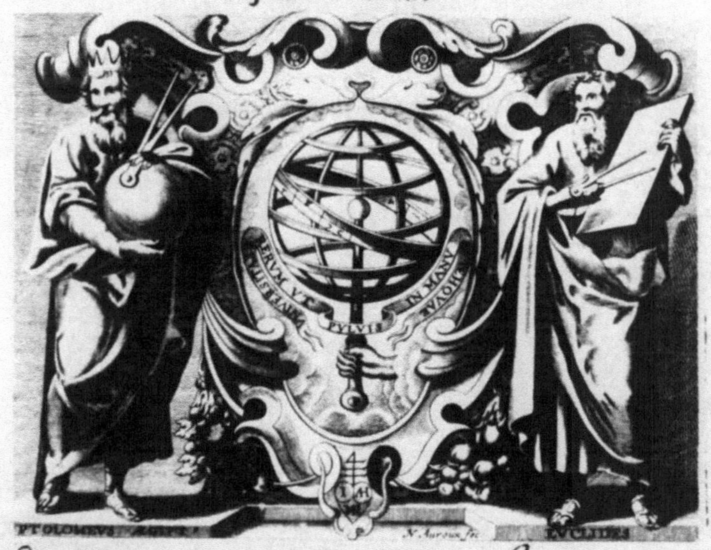

Abb. 20. Titelblatt von Alsteds Enzyklopädie, Lyon 1649

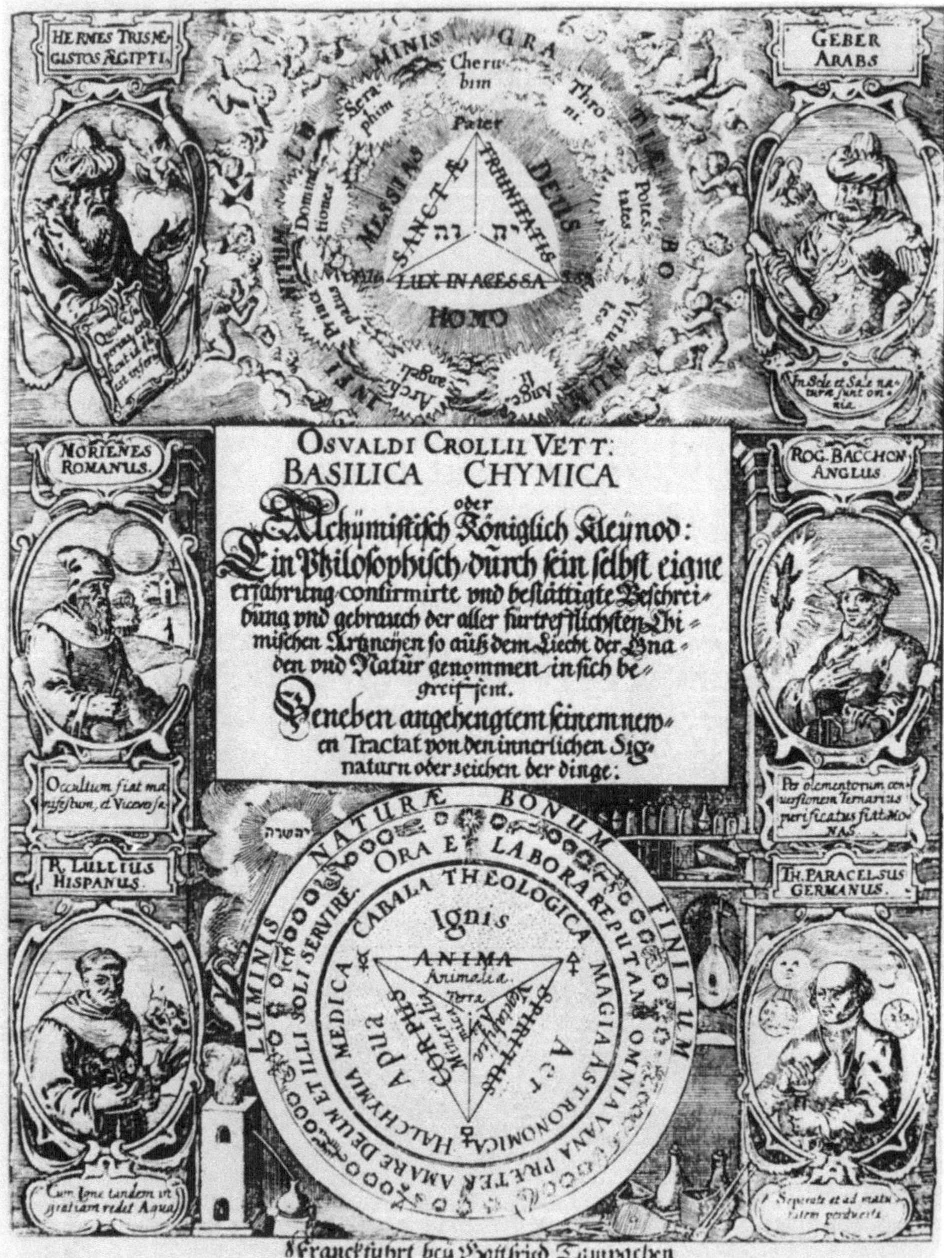

Abb. 21. Titelkupfer zu Oswald Croll:
Basilica Chymica, Frankfurt 1629

ein weitgespanntes Programm für die künftige Forschung. Boyle's Leitlinie ist
die Skepsis, ist der „Sceptical Chymist" (1661), wo mit aller Eindeutigkeit das
Experiment erstmals zur Kontrollinstanz von Hypothesen aufgebaut wird.

4.6 Zusammenfassung

Um auch diesen letzten und wohl ungewöhnlichsten Aspekt einer Theoretischen Pathologie noch kurz zu rekapitulieren: Im Übergang zur Neuzeit treffen wir mit dem Schlüsselbegriff einer „Alchimia Medica" auf eine durchaus eigenständige Theorie der Therapeutik. Krankwerden und Heilung stehen in genauester Analogie zum alchymischen Prozeß. Ohne eine derart weit gespannte und theoretisch verdichtete Therapie bliebe alle praktische Heilkunst nur ein pragmatisches Manipulieren, während die Aufbereitung von Natur wie Gesellschaft nur durch die Kunst, das „opus magnum", erfolgen kann.

Die Theoretische Pathologie als der „philosophische Teil der Arzneiwissenschaft", genau dies war nun auch der Punkt, an dem Rudolf Virchow kritisch ansetzte, um den Übergang aus dem philosophischen in das naturwissenschaftliche Zeitalter zu dokumentieren. Als Rudolf Virchow 1873 in die Preußische Akademie der Wissenschaften aufgenommen wurde, konnte er in seiner Antrittsrede bekennen: „Es ist nicht mehr die Krankheit, welche wir suchen, sondern das veränderte Gewebe; es ist nicht mehr ein fremdartiges in den Menschen eingedrungenes Wesen, sondern unser eigenes Wesen, das wir erforschen".

Was wir bei unseren Handschriftenanalysen gefunden haben, ist eine nicht nur anthropologisch, sondern mehr noch kosmologisch orientierte Naturphilosophie. Der Mensch ist eben ein kosmisches Wesen: eine Existenz in der Welt mit einem Auftrag an der Welt (opus cum creatura). Was auch könnte eine Philosophie uns sagen, wenn sie uns nichts über den Menschen sagt, den Menschen in seiner leibhaftigen, weltgebundenen Verfassung! Und was wohl wäre dieser Mensch anders als ein Phänomen in der Natur, geworfen in diese Welt, mit einem ganz konkreten Auftrag, seine alltäglichen Grundbedürfnisse zu kultivieren!

Das „Deutsche Theatrum Chemicum" (1728) hat bereits diesen Eindruck in seiner Vorrede in die herzerfrischenden Verse bringen können: „Ich richte meine Sinnen / die Schätze zu gewinnen / worinn die Seele ruht. / Ich laß das Gold dahinten / und suche Gott zu finden: der ist mein Gold / mein höchstes Gut ... Im Himmel sind die Gaben / die ihre Währung haben. / Weg mit der Alchemie! / Sich Gott allein ergeben / das ist im Tod und Leben / die richtigste Philosophie".

5 Zum Paradigmawechsel der Theoretischen Pathologie

5.1 Kritik der „Medicina Hermetica"

In seinem „Geist der spekulativen Philosophie" (IV/1795) hatte Dieterich Tiedemann die Meinung vertreten, die Scholastiker hätten von den Griechen und Arabern eine einseitige allgemeine Naturlehre empfangen, voll von Astrologie und Magie, um sich erst nach und nach – in den „langen Jahrhunderten der Scholastik" – aus diesen „höchst feinen Labyrinthen" heraus zu entwickeln, nach und nach über die Anlehnung an die Erfahrung „jenen höchst feinen intellektuellen Mystizismus zu versuchen" und so der „neuen Philosophie" wesentlich vorzuarbeiten (647). Dieses Urteil – getragen vom Geist der Aufklärung – hält sicherlich der Kritik der neueren wissenschaftshistorischen Forschungen nicht stand. Wir finden vielmehr in diesem historischen Labyrinth nicht nur die Wege fortschreitenden Wissens und die Bahn zu geläuterter Philosophie, sondern mehr noch das Verfehlen einer durchaus möglichen Integrierung verschiedenster Bildungselemente und in der Folge davon eine Verkümmerung der qualitativen Dimension in allen Wissenschaften und Techniken.

Kannte das alte Weltbild noch seinen „Deus geometer" als Schöpfer der „arcana naturae", dargeboten unter der Signatur von „Theorica et Practica", so repräsentiert die „Nuova scienza" nur noch den „Deus mechanicus", dem alles Erkennen ein Konstruieren und Planen ist, jenes „Machen", das dem Zeitalter die Signatur der „Practica" aufgeprägt hat. Die Bemühungen um eine Integration kann man zwar noch bis ins 16. Jahrhundert verfolgen; sie lassen aber seit der Mitte des 17. Jahrhunderts auffällig nach. In wenigen Generationen sind die „curiösen" Wissenschaften in den Untergrund gegangen, um von den „realen" Wissenschaften mehr und mehr verdrängt zu werden. Dieser knappe Prozeß der versuchten „integritas" beginnt mit dem 16. Jahrhundert, und er ist um die Mitte des 17. Jahrhunderts bereits abgeschlossen.

Während sich nämlich – wie Elias (1969) eindrucksvoll zeigen konnte – im politisch-wissenschaftlichen Raume zunehmend ein Integrationszentrum größerer Herrschaftseinheiten bilden konnte, die aus sich selbst heraus zu Monopolbildungen weiterdrängen, läßt sich in den wissenschaftlichen Bereichen eher eine auffällige Desintegrierung der einzelnen Faktoren verzeichnen. Als Kriterien für die verfehlte Integration erscheinen uns heute: der Verlust des Gleichgewichts von „theorica et practica"; das Übergewicht der Praxis-Wissenschaften über die Spekulation; der Verlust der Beziehungen zwischen „magister" und „discipulus"; das zunehmende Übergewicht der literarischen Lehrtraditionen des Nominalismus.

Gleichwohl ließ sich gerade an den medizinischen Handschriften die immer noch enge Verflochtenheit der Realia mit den Curiosa aufzeigen. Wir fanden eine „Astrologia Medica", die weniger horoskopische Astrologie als Ökologische Medizin war, die eher Krankengeschichten zu bieten hatte, nach Art der hippokratischen Epidemien, und somit als „Umwelt-Medizin" bezeichnet werden könnte. Wir fanden die „Alchimia" als eine Säule der Heilkunst und somit keine klassische Alchimie, weder als hermetische Theorica, noch als praktische Spagyrik, sondern eher eine „Alchimia Medica", die nach dem Modell der Heilkunst erst sekundär auch auf die Metalle angewandt wird. Heilkunde basiert hier noch auf einer „Philosophischen Anthropologie", wobei die Perspektiven einer ökologischen Medizin dominieren.

Was auf diesen wissenschaftstheoretischen Fragefeldern geleistet werden müßte, wäre zunächst einmal eine geschlossene Darstellung der Idee eines Kontextes der Überlieferung, darin eingeschlossen das hermetische Zentralthema einer inneren Verbindlichkeit von Theorie und Praxis, ausgerichtet auf den Entwurf eines symbolistisch-magischen Weltbildes, um darin nun auch die Korrespondenz von Welt und Mensch mit einem Archetypus darzulegen, wie sie die „Theologia prisca" wohl gemeint hatte.

Hat es wirklich – wie Frances Yates meint – so etwas wie eine wissenschaftliche Revolution in zwei Phasen gegeben, wobei die mechanische Revolution eine magisch-hermetische Periode abgelöst hätte? Hat die Naturwissenschaft den Hermetismus als eine irrationalistische Krankheit (Rattansi, 1973) einfach so überwunden? Oder basieren vielleicht doch beide Richtungen auf einem gleicherweise „metaphysischen Forschungsprogramm" (Rossi, 1975)? Wo und wie wäre er hier denn vonstatten gegangen, der Paradigmawechsel wissenschaftlicher Revolution (Kuhn, 1975), und worin hätten wir die vielgesuchte Synthese zu sehen von Strukturtheorie, Wissenssoziologie und wissenschaftlichen Institutionen?

Was wir auf unseren spanischen Handschriftenreisen gefunden haben, kann sicherlich nur als ein erster Zwischenbericht gelten, eine provisorische Übersicht über überraschend reiche Daten und Fakten, ein Einblick nur in immer wieder neue Aspekte und Perspektiven, die auf das Gefüge eines vom Menschen und vom Menschlichen durchstimmten Kosmos hinauslaufen, auf die Vision eines wahrhaften „Kosmos Anthropos" in seiner pathischen Bewegtheit. Das eine geht wohl nicht ohne das andere: Entstehen nicht ohne Verdrängen, Vergessen nicht ohne Verkümmern! Was sich mir demnach als Kristallisation meiner Studien in spanischen Bibliotheken niedergeschlagen hat, ist die Erfahrung, daß sie alle – diese gewiß hermetischen und oft genug auch kuriosen Wissenschaften – einen gemeinsamen Kern tragen, ihren anthropologischen Nukleus: die Suche des Menschen nämlich nach sich selbst, nach seinem Wesen und seiner Bildung. Was wir vorgefunden haben, sind im Grunde weder Wissenschaften noch Machenschaften, sondern eher so etwas wie Brauchtum und Weistum, ein das gesamtliche menschliche Leben gestaltendes Bildungsgut.

Eine Kritik der historischen Konzepte einer Theoretischen Pathologie muß und kann nur aus dem historischen Duktus heraus erfolgen. „Bei der Untersuchung über das Wesen einer Krankheit wird die Kenntnis der Geschichte derselben vorausgesetzt". Mit diesen lapidaren Worten eröffnete Karl Richard Hoffmann im Jahre 1834 seine „Vergleichende Idealpathologie".

Vorausgesetzt und als bekannt angenommen wird an jeder Krankheit „alles der Erfahrung Anheimfallende" –: „ihre Ursachen, ihre Erscheinungen, ihr Verlauf, ihre Ausgänge, ihr Alter, ihr geographisches Verhältnis, ihr Verhalten zu dem Lebensalter, dem Geschlechte, der Konstitution, ferner was die Erfahrung über ihre Verhütung und Heilung gelehrt hat" (S. 3). Jede einzelne Krankheit spricht sich nämlich aus durch einen je eigentümlichen Habitus. „Sie gründet so tief in dem Leben des Menschen, daß sie sein ganzes Aussehen, seine Konfiguration, seine ganze Architektonik bestimmt, ihm einen eigentümlichen, unverkennbaren Typus aufdrückt" (S. 51).

Indem die Idealpathologie – über die Vergleichende Pathologie hinaus – nicht nur die Entsprechung der verschiedenen Naturwesen im Krankheitsprozeß erkennt, sondern auch die gemeinschaftliche Idee des jeweiligen Lebenstypus begreift, erkennt sie „das Prinzip der Krankheitsprozesse" eben in jener Lebensidee, der sie verpflichtet ist. „Wie die Lebensidee des Menschen alle niederen Ideen in sich trägt als ihren Inhalt, so trägt auch der Bau des Menschen den Bau aller Kreaturen vor ihm als überwunden in sich. So verhält es sich auch mit der Textur und mit der Mischung seines Leibes, ja selbst mit dem ganzen somatischen und psychischen Lebensprozeß des Menschen" (S. 115).

Daraus werden einschneidende Folgerungen für „das Reich der Krankheiten" gezogen: „Hat sich der Mensch aus allen früheren Stufen der Natur konstruiert, indem er sich, sie in sich einziehend, über alle emporgeschwungen hat, so zerlegt er sich in seinen Krankheiten wieder zurück in die früheren, niederen Stufen der Schöpfung, indem sich bald diese bald jene wieder herausschlingt. So hat jede Krankheit ihr Vorbild, ihren Prototyp in irgend einem Lebensverhältnisse der Natur unter dem Menschen, und das Reich der Krankheiten ist ebenso groß, als das Reich der Natur. Das Reich der Krankheiten ist der Affe der Natur, es ist auch eine Nautr, eine Schöpfung, aber eine Nachnatur, eine Afterschöpfung, eine Pseudonatur, die Rück- oder Nachtseite der Natur" (S. 127).

Hoffmann (1834) stellt seine „Idealpathologie" als die höchste Stufe einer Theoretischen Pathologie vor, der alle übrigen Krankheitslehren unterzuordnen sind: die Humoralpathologie, die Solidarpathologie, die mechanische, chemische, organische, dynamische Krankheitslehre sowie deren Kombinationsformen. Das „Wesen der Krankheit" kann „nur in einem Momente liegen, welches als höhere Einheit Flüssiges und Festes, Dynamisches und Materielles in sich vereinigt, und diese höhere Einheit ist nichts anderes, als die Idee des Lebens selbst" (S. 125). Der Krankheitsprozeß wurzelt somit in der Idee des Lebens; er stellt den tiefer stehenden Lebenstypus dar im Vergleich mit dem „höheren ursprünglichen Typus des Menschenlebens".

Damit aber erscheint vor unseren Augen eine Krankheitslehre, in welcher der hermetische Zug ganz und gar ersetzt wurde durch einen biologischen, und mehr noch anthropologischen Duktus. „Durch die Krankheiten wird erst dem Blicke der innere verborgene Reichtum des Lebens aufgeschlossen. Gerade so groß ist das Reich der Krankheiten, als der Inhalt der Lebensidee mächtig ist. Daher hat der Mensch die meisten Krankheiten" (S. 127). Krankheit ist letzten Endes nicht anderes als „ein Wiedererwachen des längst Begrabenen, ein Sichwiederbefreien des längst Überwundenen, ein Wiederhervortreten des längst

Eingezogenen, ein Wiederauftauchen des längst Verschlungenen: überhaupt der Wiedereintritt der unendlichen Vergangenheit in die Gegenwart des Lebens".

5.2 Konzepte einer empirischen Pathologie

Im Vorfeld des entscheidenden Paradigmawechsels in der Krankheitskonzeption – wie er um 1850 in so dramatischer Weise über die Bühne gegangen ist – begegnen wir zahlreichen empirischen Krankheitslehren, die uns zum einen das neue „naturwissenschaftliche" Paradigma schon ahnen lassen, während sie zum anderen die Überlieferungen der älteren Theoretischen Pathologie noch deutlich weitertragen. Wir beschränken uns auch hier auf einige wesentliche Darstellungen mit Lehrbuchcharakter.

Im Jahre 1836/37 haben Fr. Arnold und J. W. Arnold „Die Erscheinungen und Gesetze des lebenden menschlichen Körpers im gesunden und kranken Zustande" lehrbuchmäßig zusammenzufassen versucht, ein wahrhaft umfassendes Programm, das ausgeht von der „Physiologia" als der Lehre von der Natur, der „doctrina de oeconomia naturali", darin eingeschlossen das Galenische Schema „de usu partium corporis humani" und damit eine umfassende „philosophia corporis vivi", die hier als „Anthroponomie" bezeichnet wird, ein die Natur wie die Umwelt umgreifendes anthropologisch orientiertes Krankheitskonzept.

Vom Geiste der klassischen Diätetik getragen sind die „Anfangsgründe der Medicinischen Krankheitslehre" (Berlin 1791) von Hieronymus David Gaubius. Hier werden als „gelegentliche Ursachen" der Krankheit aufgeführt: schädliche Eindrücke der Luft (Hitze, Kälte, Nässe, Winde, Orte), darzustellen an einer „Pathologischen Geschichte der Luft", ferner die Nachteile von Speise und Trank (Arzneimittel, Gifte), die Fehler in der Bewegung (Bewegung und Ruhe), die Wirkung der Leidenschaften, das Übermaß in Schlaf und Wachen sowie die Ausscheidungen und die Zurückhaltung und damit exakt das Schema der „res non naturales". Die Beachtung der Natur gilt hier mehr als alle Hypothesen, und nur so vermag auch die Pathologie der Therapie zu dienen: „Dann wird gewißlich Hippokrates sein Ansehen, Galen seine Glaubwürdigkeit, und die Natur ihre Kraft und Ordnung behaupten" (S. 466).

Der Begriff einer Theoretischen Pathologie ist bei Gaubius extrem weit gefaßt: „Leben, Gesundheit, Krankheit, Tod, machen das Ziel der menschlichen Natur auf dieser Erden, und den Gegenstand der Arzneikunde aus" (S. 3). Alle in der Wirklichkeit auftretenden Phänomene lassen sich in naturgemäße (secundum naturam) und in widernatürliche (contra naturam) Zustände gliedern. Der Arzt hat dementspechend die zweifache Pflicht: Leben und Gesundheit zu erhalten (durch die Lebensordnung: Diaetetica) und Krankheiten zu heilen (durch die Heilkunst: Iatrikē). Das System der Arzneikunde umfaßt daher die Gesundheitslehre (Hygieinē) ebenso wie die Heilkunde (Iatrikē). „Die Richtschnur der krummen Linie ist die gerade und ebenso die Gesundheit der Maßstab der Krankheit. Wer die Gesunden zu erhalten weiß, der hat schon vieles inne, was zu Besorgung der Kranken gehöret" (S. 9).

Es ist mehr als überraschend, wenn auch Neumann noch 1829 seine Allgemeine Pathologie auf die klassische Diätetik begründet. Es scheint – so im Vorwort – „ganz gegen die Idee der Pathologie, wenn in der allgemeinen Aetiologie der Einfluß der sechs nicht natürlichen Dinge, die sehr natürlich sind, bis in's Detail verfolgt wird". Dieses Verfahren begründet Neumann mit dem vielfach vergessenen Sachverhalt, daß es immer auch die äußeren Einflüsse auf das System des Körpers sind, die sich pathogen auswirken, wobei die Erscheinungen wieder von den Organen abhängen, „durch welche sie hervorgebracht werden". Da aber die Pathologie das Regulativ ärztlicher Praxis sei und bleiben müsse, sollte sie auch die Gesetzlichkeiten kennen, nach denen sich die Krankheit entwickelt, wobei alles Spezielle bezogen bleiben müsse auf das „System des lebendigen Ganzen".

Da der Begriff der Krankheit den Begriff Leben voraussetzt, ist die Krankheitslehre, die Pathologie, immer auch Teil der Physiologie, der Lehre vom Wesen und Wirken des Lebens. Als lebendig wird daher auch der Planet Erde angesehen, als ein Individuum im Planetensystem, das Lebendiges zeugt und nährt. Alles Lebendige ist nun ausgezeichnet durch Reizbarkeit, insbesondere auch die krankhafte Tätigkeit, die ihre eigene Norm hat, „und es ist ganz unrichtig, sie abnorme, oder gar normwidrige Tätigkeiten zu nennen". Daraus der Schluß: „Alle Krankheit ist normal; die Pathologie ist die Wissenschaft von der Norm der Krankheitsäußerungen".

Auch Brandis (1808) geht von der Bemerkung aus, daß eine Pathologie nicht ohne Theorie denkbar sei, und er nennt das „die vollkommenste Theorie", in der sich „alle Tatsachen und alle Anschauungen der Wahrheit vereinigen". Seine Theoretische Pathologie stützt sich noch auf den älteren Begriff der Lebenskraft, die Gesundheit eindeutig abgrenzt gegen Krankheit. Krankheit, als unvollkommene organische Zweckmäßigkeit, „ist dem gesunden Zustande vollkommen entgegengesetzt, und es kann kein Mittelzustand zwischen Gesundheit und Krankheit gedacht werden" (S. 8). Pathologie ist demzufolge die Lehre von Affekten des lebendigen Organismus, eindeutig abzugrenzen gegen: Diätetik (mit der Außenwelt als Störquelle), Toxikologie (und ihren spezifisch störenden Einwirkungen) und Nosologie (der Lehre von den Krankheitssymptomen).

Kritischer gegenüber dem Begriff „Lebenskraft" äußert sich Friedrich Ludwig Kreysig in seiner „Darstellung der physiologischen und pathologischen Grundlehren (1798/1800), zumal die „Lebenskraft" immer nur eine Kraft ausdrücke, die lediglich ein Verhältnis darstelle, daher „nie erkannt, sondern nur gedacht werden kann" (S. 218). Seine Pathologie umgreift gleichwohl alle anthropologischen Merkmale; denn „bei dem Menschen finden wir alle Erscheinungen des Lebens vereinigt" (S. 7).

Als umgreifende Pathophysiologie erscheint auch das Lehrbuch des jungen Philipp Franz von Walther (1807). Physiologie ist hier „die Wissenschaft von der Idee des Lebens, und deren Manifestation an dem lebendigen Organismus" (S. 1). Das System der Medizin wird aus ihrer Idee her spekulativ zu begründen versucht: „Die Medizin ist die Wissenschaft von der Idee der Gesundheit, und die Kunst, jene ewige Idee nach der ganzen Fülle ihres Inhaltes zu realisieren und objektiv anschaulich darzustellen" (S. 4). Zwischen „gesund"

und „krank" gibt es keine Übergänge: „Es kann jemand nur gesund oder krank sein" (S. 7). Die Pathologie erfordert daher eindeutig „ihre eigene Naturlehre" (S. 8).

Noch eindeutiger versucht Karl Friedrich Burdach in einem sechsbändigen Werk, „Die Physiologie als Erfahrungswissenschaft" (Leipzig 1826–1840) zu begründen. Der richtige Weg zur Erkenntnis der Natur kann sich nur ergeben aus dem Wesen des menschlichen Erkenntnisvermögens und seinem Verhältnis zur Natur-: „dies aber muß nicht nur ein Gegenstand der Physiologie sein, wenn diese anders als Lehre von der menschlichen Natur auf wissenschaftliche Vollständigkeit Anspruch machen will, sondern es kann auch nirgends anders, als hier, wo wir es in seiner organischen Verknüpfung mit dem gesamten wirklichen Dasein betrachten, allseitig aufgefaßt werden" (S. 1).

In seinem „Lehrbuch der Physiologie des Menschen" (1836) versuchte Friedrich Arnold gleichfalls eine „Physiologie im Geiste einer rationellen Erfahrungswissenschaft" zu entwerfen. Er betont, daß es die Physiologie sei, die nicht nur „zu einer klarern Erkenntnis der abnormen Zustände der menschlichen Natur" kommen müsse, sondern auch zu einer „tiefern Einsicht in die Wirkung der Heilmittel". Zu einer solchen Physiologie gehören neben den äußeren und inneren Funktionen des Organismus auch alle „Beziehungen des Menschen zur Außenwelt".

Mit einer imponierenden Systematik wird die Pathologie als „allgemeine Naturlehre der Krankheit" von Wilhelm Stark (1838) vorgetragen. Gegenstand der Pathologie ist „das Kranksein lebender Wesen". Die Allgemeine Pathologie, die Theorie der Krankheit schlechthin, umfaßt: 1) Ontologie: Naturlehre der Krankheit; 2) Pathogenie: Entstehung der Krankheit; 3) Symptomatologie: Erscheinungen der Krankheit. Die Allgemeine Physiologie hingegen erforscht das Leben in seiner Allgemeinheit, nämlich: a) Gesundheit und damit die Hygiene; b) Krankheit und damit die Pathologie; c) Genesung und damit die Therapie.

Jeder Krankheitsprozeß besteht aus einer Anzahl von einfachen „Abweichungen des Lebens", die von Stark als „Krankheitselemente" bezeichnet werden. Alle Lebensabweichungen haben wir als sinnvoll und zweckmäßig anzuerkennen, da „der höchste Zweck des Krankheitsprozesses" nur „Selbsterhaltung" sein kann. „In jedem Kranken nehmen wir deutliche Bestrebungen wahr, die vorhandene Krankheit auf jede Weise zu beschränken, und, wo möglich, ganz zu vernichten" (Stark, 1835). Da letztlich der „Unterschied zwischen Gesundheit und Krankheit" nur ein „formeller" ist, ruht die Pathologie mit der Physiologie „auf ganz gleichem Grunde" (Stark, 1844, S. 56).

Wesentlich in einer solchen Theoretischen Pathologie erscheinen nun die Zeitverhältnisse des Lebens mit seiner gesetzlichen Aufeinanderfolge bestimmter Veränderungen, seiner Entwicklung (Metamorphose), darin eingebunden eine Kette sich wiederholender Tätigkeitsakte (Rhythmus, Takt, Periodizität), schließlich Dauer des zeitlichen Daseins, die Lebensfrist, und damit auch Anfang und Ende der Lebensdauer. Die gleichen Zeitverhältnisse finden sich nun auch in der Krankheit als: Entwicklung, Rhythmus, Dauer und Ende (nosologische Stadienlehre) – ein deutlicher Hinweis schon auf einen stetigen Panoramawandel der Krankheiten (Stark, 1838, S. 745–747). Daraus ergibt sich –

schematisch verkürzt – folgendes „Natürliches System der Krankheiten"
(Schema 7).

Schema 7. Natürliches System der Krankheiten auf physiologischer Grundlage

---

A. Krankheiten des Bildungslebens
   I.   Krankheiten der Ernährung
      1. Fehler der Mandukation
      2. der Chymifikation
      3. der Chylifikation
      4. der Sanguifikation
      5. der Sekretion
      6. der Festbildung
      7. der Schmelzung
      8. der Aufsaugung
      9. der Exkretion
  II. Krankheiten der Entwicklung
 III. Krankheiten der Regeneration
      1. Krankheiten der Assimilation
      2. Krankheiten der Entbildung
  IV. Krankheiten der Zeugung
B. Krankheiten des animalen Lebens
   I.   Krankheiten der Bewegung
      1. Krankheiten der vegetativen (unwillkürlichen) Bewegung
      2. der animalen (willkürlichen) Bewegung
  II. Krankheiten der Empfindung
      1. Krankheiten der allgemeinen,
      2. der speziellen Sinnesempfindungen
 III. Psychische Krankheiten
      1. Krankheiten des Gefühls
      2. des Willens
      3. des Erkenntnisvermögens

In einer zeitkritischen Darlegung über „Medizinische Zustände" (1839) gibt
Robert Volz einen Überblick über die „natürlichen Systeme" einer Theoretischen Pathologie, die „auf empirischem Wege" entstanden seien, und über
weitergehende Systeme, die auf der Physiologie basierten, einer umfassenden
Physiologie allerdings, welche auch „das Wesen der Krankheit, die Art der ge-
kränkten Funktionen ergründet". Hierbei beruft sich Volz vor allem auf das
System von Karl Wilhelm Stark, der freilich offen bekannt habe, „daß er ein
natürliches System mit physiologischer Grundlage zur Zeit noch für unaus-
führbar hält, da die Bedingungen seiner Bildung noch nicht erfüllt sind" (Volz,
1839, S. 102). Seine systematische Anordnung der Krankheiten könne daher
nur als ein „beispielsweise gelieferter Versuch" gelten, der für die „Richtigkeit
des Prinzipes" einstehen könne, nicht aber „für seine immer richtige Anwendung".

Bei Volz läßt sich denn auch sehr deutlich schon der Paradigmawechsel
vom Spekulativen zum Empirischen feststellen, wenn er sich einsetzt für eine
„Sonderung der Krankheiten nach ihren Erscheinungen, wie wir sie *sehen*",
und sich energisch gegen eine Beurteilung nach „Grundursachen, wie wir sie

uns *denken*", wendet. Das letztere erscheint ihm als „ein gefährlicher Weg"; hier hätte sich „noch immer die Natur in die Irrgänge der Gelehrtenstuben verloren". Eine Theoretische Pathologie als Systematik einer Pathologischen Physiologie hält Volz für verfrüht. „Alle Systeme, aus physiologischen Erklärungen gezimmert, sind noch zusammengestürzt; ihre Zeit ist noch nicht gekommen" (Volz, 1839, S. 105).

5.3 Der „Organismus der Anthropologie" bei Nasse

Als ein frühes Modell des neuen Paradigma versuchen wir das Konzept einer Theoretischen Pathologie herauszustellen, das der Bonner Kliniker Christian Friedrich Nasse (1778–1851) als „Organismus der Anthropologie" aufgebaut hat.

In der Verbindung von philosophischen Prinzipien mit den rasch anwachsenden empirisch erworbenen Erkenntnissen scheint in der Tat das zu liegen, was Christian Friedrich Nasse die „eigentliche" Anthropologie (Zschr. f. psych. Aerzte, 1818) genannt hat. Im ersten Band seiner „Zeitschrift für die Anthropologie" (1823) betont Nasse zunächst einmal den somatischen Ausgangspunkt aller anthropologischen Forschungen. Aus der allgemeinen Psychologie würde eine Anthropologie wenig zu schöpfen haben: Zu sehr steht die „Psycho-Physiologie der Menschennatur" mit der des Tierreiches in Verbindung. Gegenstand einer möglichst umfassenden „psycho-physiologischen" Betrachtung kann nur der ganze Mensch sein in seiner komplexen Vieldimensionalität: Die Anthropologie beschäftigt sich mit der Zeugung des Menschen und der frühesten Entwicklung des Gezeugten; damit verbunden ist die genuine Verwurzelung der Geschlechtsverschiedenheit, der verschiedenen Temperamente, Talente und Anlagen der Menschennatur. Mit der Entwicklung tritt nun „eine ganze Welt voll mannigfaltiger Zustände und Verhältnisse" in das Gesichtsfeld des Anthropologen, eine Welt, „von der wir zwar vieles enthüllen könnten, die uns aber dennoch noch großenteils verborgen ist".

Ärztliche Praxis wäre gar nicht denkbar ohne eine Theorie vom Menschen. Während aber die Erforschung der Natur gewaltige Fortschritte gemacht hat, schreitet – so Nasse – die Erforschung unserer geistigen Natur nur langsam fort. „Gerade an einer solchen reich ausgestatteten Natur, wie der des Menschen, mußte am meisten zu teilen sein, und so zerfiel die denn an Psychologen, Zoologen, Physiologen und Anatomen; ein jeglicher nahm sein Teil". Warum aber muß gerade der, „welcher über sich selbst Belehrung sucht, jedesmal bei verschiedenen Fakultäten anfragen?" Warum hört man denn nirgendwo ganz „die Lehre von dem ganzen Sein und Leben des Menschen?" Wo in aller Welt sollte man auch „die ganze Menschennatur wissenschaftlich erkennen", wenn nicht in der Medizin!

An diesem entscheidenden Punkt scheint die Medizin nun endlich angekommen: „Das Leben der Anthropologie ist erwacht, aber es hat sich noch keinen Organismus gebildet". Gegenstand einer solchen Menschenkunde ist der Mensch in jeder Gestalt seines Daseins, seine Natur wie seine historische Erscheinung: der Mensch, wie er ward, wo er ist, was er wird! Die Physiologie der Menschennatur beginnt mit der Zeugung und begleitet die Entwicklung des Gezeugten. Die perinatalen und antenatalen Bedingungen des Lebens sind ebenso Gegenstand der Physiologie wie diese „ganze Welt voll mannigfaltiger Zustände und Verhältnisse", die die befristete Lebenszeit eines Menschen umbrandet. Jeder Teil will dabei für sich analysiert sein: die Welt des Kindes wie die des Greises, jedes Geschlecht für sich und jedes Temperament, das Wachsein wie das Schlafen.

Mit diesem biologischen Lebenskreis aber tritt sofort ein weiteres physiologisches Phänomen in den Horizont der Wissenschaft: „das Verhältnis des Menschen zum Menschen, und das des Menschen zu allem anderen, womit er das Erdendasein teilt". Hier gilt es zu erforschen, wie Menschen aufeinander wirken, in ihrem Habitus, durch Gestik und Mimik, in der Sprache, mit ihrem Sexus, und wiederum je spezifisch nach Alter, Rasse, Temperament, nicht zuletzt jeweils gefärbt durch die Krankheit. Unmittelbar damit sind verknüpft die klimatischen Einflüsse von Licht und Luft und Wärme, die Wirkung der Nahrungsmittel, das Arbeitsmilieu und der Affekthaushalt, eben jene Natur-Geschichte des Menschen, die man am ehesten als die „eigentliche Anthropologie" betrachten sollte –, die volle Heilkultur der „sex res non naturales" eben, die wenig später so radikal von den exakten Wissenschaften eliminiert worden sind!

Den wirklichen Menschen aber erfahren wir erst – um auch den letzten Schritt noch mitzugehen –, wenn wir über Natur und Geschichte hinaus und durch alles „Seelenleben" hindurch nun auch den Menschen in seiner sozialen Verbindlichkeit finden. Das Hauptinstrument dieser Vergesellschaftung aber wird für Nasse nicht die Arbeit, sondern die Sprache, und die Sprache entsteht auch nicht aus den Produktionsverhältnissen, sondern aus dem Geiste der Musik. Sprache aber ist nicht nur ein eminent soziologisches Grundmuster, sondern auch ein psychologisches Medium, das dem Arzt bei allen Störungen entgegenkommt und somit eine ganze Pathologie und wiederum Physiologie zur Voraussetzung hat.

Auch K. F. H. Marx hatte in seiner „Allgemeinen Krankheitslehre" (Göttingen 1833) noch in der Allgemeinen Pathologie einen ganz natürlichen Übergang von der Naturlehre zur Medizin gesehen. Die Theoretische Pathologie als die Lehre von der Bildung und Dauer der Krankheit hat die Aufgabe, „die eigentliche Natur- und Lebensgeschichte der Grundheitsstörung" zur Darstellung zu bringen. Damit bildet sie den „philosophischen Teil der Arzneiwissenschaft" (S. 1) und damit gerade das, was wenig später Rudolf Virchow als das Charakteristikum des älteren, endgültig vergangenen Paradigma einer Theoretischen Pathologie bezeichnen sollte.

5.4 Umrisse einer Pathologischen Physiologie bei Virchow

In seiner Berliner Rektoratsrede (1893) hatte Rudolf Virchow „Vom Übergang aus dem philosophischen in das naturwissenschaftliche Zeitalter" gesprochen und damit am radikalsten die säkulare Wende markiert, die alle älteren Kon-

zepte einer Theoretischen Pathologie als „vorwissenschaftlich" erscheinen ließen.

Bereits der junge Virchow hatte – in seiner Berliner Gedächtnisrede auf
Goercke (1845) – empfohlen, die „wahre Hinterlassenschaft" großer Männer
an der Entwicklungsfähigkeit ihrer Ideen zu messen. Dies sei besonders wichtig für eine Pathologie, deren Wissen nur zu einem geringen Teil aus positiven,
„für alle Zeiten feststehenden Tatsachen" bestehe und noch weniger aus „un-
veränderlichen Urteilen".

Folgen wir Virchows „entwicklungsfähigen Ideen", wie dies Rössle (1930)
versucht hat, so erscheint uns die Zellularpathologie (1858) als sein eigentliches
Vermächtnis und damit unmittelbar verknüpft die Anwendung der exakten Naturwissenschaften auf die Medizin.

Grundlage der wissenschaftlichen Medizin ist auch für Virchow die Physiologie, die zwei integrierende Teile enthält: a) die Pathologie als die Lehre von
den veränderten Erscheinungen des Lebens, b) die Therapie als die Lehre von
den Mitteln zur Erhaltung oder Wiederherstellung des Lebens. Dieses so elementare wie fundamentale Grundkonzept bedeutet für Virchow nichts Geringeres als das „ideale Bild" der Medizin (Virchow, 1847). Medizin ist Heilkunde –,
schreibt Rudolf Virchow 1847 im ersten Band seines Archivs: Sie involviert den
Begriff des Heilens von Krankheiten. Krankheiten aber stellen lediglich den
„Ablauf der Lebenserscheinungen unter veränderten Bedingungen" dar. Heilen hat demnach einzig und allein den Zweck, „die normalen Bedingungen des
Lebens zu erhalten oder wiederherzustellen"; dies aber ist die „Aufgabe der
praktischen Medizin".

Im Jahre 1846 hatte Rudolf Virchow, damals gerade 25 Jahre alt, bereits
eine bestechende Theorie der gesamten Medizin. „Die eigentliche, theoretische, wissenschaftliche Medizin" – das ist die Pathologische Physiologie. Das
ist „die Lehre von den krankhaften Veränderungen", scharf zu unterscheiden
von der Lehre vom krankhaften Bau, mit dem sich die Pathologische Anatomie
beschäftigt, das ist „eine pathologische Entwicklungsgeschichte". Das ist „eine
Physiologie, die nicht *vor* den Toren der Medizin, sondern mitten *in* ihrer Residenz steht, eine Wissenschaft, die genau weiß, was der Medizin fehlt". Ziel einer solchen neuen und zu begründenden Theorie der Medizin kann nur sein:
„die pathologische Physiologie, als die Feste der wissenschaftlichen Medizin,
an der die pathologische Anatomie und die Klinik nur Außenwerke sind". So
im ersten Band seines Archivs (1847).

In diesen Formulierungen verrät sich bereits die eminent theoretische Bega-
bung, die im Verein mit exakten historischen Kenntnissen auf die praktischen
Erfordernisse zugeht und sie in einen sicheren Griff nimmt. Virchow hatte –
wie dies Sigerist in seinen „Großen Ärzten" ausgedrückt hat – „einen Sinn für
Geschichte, wie ihn nur wenig Ärzte haben, wie ihn im allgemeinen nur dieje-
nigen haben, deren Leben und Werk Geschichte wird". Wir werden bald sehen, wie eng und intim diese Dinge zusammenhängen und auch so auseinander
entwickelt werden müssen.

Es ist der Mensch an sich, in seiner ganzen Breite und Tiefe und Dichte,
der ihn fasziniert. Bereits im Jahre 1848 begann Virchow eine Skizze niederzu-
schreiben, die „Der Mensch" heißen sollte und in der er seine Idee vom Huma-

nismus niederlegen wollte. Humanismus, das ist für ihn immer nur wissenschaftliche Selbsterkenntnis gewesen, das ist der denkende Mensch schlechthin in seinen Beziehungen zu sich selbst, zu allen anderen und zu seiner jeweilig wechselnden Umwelt. „Seine Basis ist die Naturwissenschaft, sein eigentlicher Ausdruck die Anthropologie", eine Anthropologie als „*die* Erfahrungswissenschaft vom Menschen überhaupt".

Verfolgt man diesen humanistischen Faden durch das naturwissenschaftliche Lebenswerk, so findet man überall die charakteristischen Verknotungen. Noch 1878 trägt Virchow in Wiesbaden vor: „Die Naturwissenschaft in ihrer Bedeutung für die sittliche Erziehung der Menschheit". Im Jahre 1890 äußert sich der greise Virchow vor einer Internationalen Ärzteversammlung in Berlin: „daß die Medizin eine humane Wissenschaft sein soll"! Und kurz vor dem Tode, im Jahre 1901, noch einmal klar und präzis: „Mir liegt nur daran, wieder einmal in Erinnerung zu bringen, wie unvermeidlich es ist, die praktische Medizin mit der politischen Gesetzgebung in unmittelbare Beziehung zu setzen". Damit aber ist jene Medizin im „Großen" gemeint, als die Virchow jede wahre politische, eine sachgemäße und zu verantwortende öffentliche Tätigkeit verstanden haben wollte. Politik ist Medizin im Großen!

Von dieser Gesinnung sind bald schon alle medizinischen Reformatoren getragen: „Die Medizinische Reform, die wir gemeint haben, war eine Reform der Wissenschaft *und* der Gesellschaft". Beide Bereiche sind so miteinander verkettet, daß keiner von beiden isoliert betrachtet werden kann. „Soll die Medizin ihre große Aufgabe wirklich erfüllen, so muß sie in das politische und soziale Leben eingreifen". Auch hier drückt sich wieder das Programm als Ganzes aus, das lautet: „Die letzte Aufgabe der Medizin als solcher ist die Konstituierung der Gesellschaft auf physiologischer Grundlage" (1849).

Das sind unausweichliche Konsequenzen, einmal der Methodik, sodann des anthropologischen Konzepts, zum dritten der Einheitsbestrebungen dieser Wissenschaften. Es kann gar keine andere Aufgabe der Medizin geben, als dieses Programm immer energischer zu verwirklichen. Aus das hat der junge Virchow bereits deutlich genug zum Ausdruck gebracht: „Obwohl dem Wortlaut nach nur Heilkunst, hat sich die wissenschaftliche Medizin immer die Aufgabe gesetzt und stellen müssen, die einige Lehre vom Menschen zu enthalten".

Aus den „Einheitsbestrebungen" der Naturwissenschaft ergeben sich somit die selbstverständlichen Konsequenzen auch für die Pathologie. „Erst eine genaue Kenntnis der Bedingungen des Lebens der Einzelnen und des Lebens der Völker wird es möglich machen, die Gesetze der Medizin und Philosophie als allgemeine Gesetze des Menschengeschlechtes geltend zu machen, und erst dann wird der Spruch ganz erfüllt sein: Scientia est potentia!" Wir haben – sagt Virchow – jetzt endlich die „unmenschliche Anschauung" verlassen, wo der Mensch sich nur als Geist weiß und sich noch nicht „leibhaftig liebgewonnen" hat! Die eigentliche Wissenschaft hebt somit „erst mit der Geschichte der Körper an; sie forscht nach dem Mechanismus und den Bedingungen ihres Entstehens und Entwickelns ...". Daraus folgt der nächste Schritt: „Dinge, die wir bloß räumlich nebeneinander sehen, sollen in ein zeitliches und ursächliches Verhältnis gebracht werden". Beides zu sehen und zu erforschen, ist die Aufgabe der Pathologischen Physiologie!

„Pathologische Anatomie und Physiologie sind nicht zu trennen". So Virchow noch 1900 (Arch. path. Anat. 159). Nur in Verbindung mit der Pathologischen Physiologie könne die Pathologische Anatomie zu einer „lebendigen Wissenschaft" werden. „Wir wollen künftig nicht bloß anatomische Zustände, sondern auch Vorgänge des lebendigen Körpers erörtern". „Wir wollen", so Virchow bei der Eröffnungsrede zur Begründung der Deutschen Pathologischen Gesellschaft, „Pathologen sein und keine bloßen Anatomen. Auch wir wollen an lebendigem Material Beobachtungen anstellen".

Vor der 59. Versammlung Deutscher Naturforscher und Ärzte – 1886 in Berlin – hat Rudolf Virchow ein weiteres Mal den einschneidenden Paradigmawechsel bekundet, als er von dem „schroffen Gegensatz in der Methode zwischen den exakten und den spekulativen Wissenschaften" sprach, der sich vor allem in den biologischen Disziplinen ausgewirkt habe, wo man der Meinung huldigte, „daß das Leben gänzlich verschieden von dem Unbelebten, anderen Gesetzen unterworfen und daher auch nach anderer Methode zu betrachten sei" (S. 81).

Von einer „Gegensätzlichkeit des Lebendigen und des Nichtlebendigen", die zu den Spekulationen der letzten Jahrhunderte Anlaß gegeben habe, könne heute keine Rede mehr sein, zu einer Zeit, wo die „Methode der mechanischen Naturbetrachtung" sich zur „Grundlage der gesammten Naturforschung, auch im ärztlichen Gebiet", entwickelt habe, so daß man „mechanisch" und „organisch" nicht mehr als Gegensätze fassen könne, vielmehr das Ganze auffassen müsse als „mechanisch in wahrhaft philosophischem Sinne, wie es schon Leibniz angedeutet hatte, indem er sagte: Omnia in corporibus mechanice explicari posse". Der Kampf um Vitalismus und Mechanismus habe jetzt – auch in Pathologie und Therapie – endgültig seinen Abschluß gefunden (S. 85).

Virchow schließt seine Eröffnungsrede zur 59. Naturforscherversammlung (1886) mit der zukunftsweisenden Bemerkung: „Wir haben die Einheit wiedergefunden in der Methode, und wir hoffen, daß diese Einheit nie wieder verloren gehen wird. Die mechanischen und biologischen Disciplinen arbeiten genau in demselben Sinne, wie die physikalischen und chemischen: sie suchen die Gesetze des Werdens und der Thätigkeit mit denselben Hülfsmitteln. Und so ist es geschehen, daß unsere Zeit es wiederum erlebt hat, daß Mediciner sich plötzlich als große Physiker erweisen und daß Chemiker und Botaniker ganze Gebiete der Medicin neu eröffnet haben" (S. 86).

Aus der bereits in Kants „Streit der Fakultäten" (1798) artikulierten „Evolution einer naturrechtlichen Verfassung" heraus will jene „Anthropologie im weitesten Sinne" verstanden werden, wie sie der junge Rudolf Virchow schon als wissenschaftliche Einheitslehre interpretiert hatte, um sie immer stärker mit der zeitgenössischen Sozialbewegung und der traditionellen Entwicklungstheorie zu verbinden. Als „Anthropologie" verstand Virchow eine im ärztlichen Bereich basierende, aber das gesamte menschliche Wesen umfassende Erfahrungswissenschaft. Auch die Philosophie als die Wissenschaft des Wirklichen werde diesen Weg der Naturwissenschaft gehen müssen, um ausschließlich in der Erfahrung die Gegenstände ihrer Forschung und Erkenntnis zu suchen. Ein solcher „Humanismus" sei keine Menschheitsapotheose und auch kein Anthropomorphismus, „sondern die wissenschaftliche Selbsterkenntnis, hervorgegangen aus der Mannigfaltigkeit der Beziehungen der einzelnen denkenden Menschen zu der immer wechselnden Außenwelt". Die Basis eines solchen Humanismus ist für Virchow die Naturwissenschaft, ihr eigentlicher Ausdruck aber die Anthropologie. In ihrem Mittelpunkt steht eine Natur, die der strengen Analyse und Determinierung unterworfen wird. Im Regiment der Tatsachen zeigt sich eine Strukturgesetzlichkeit auch des menschlichen Geistes, die sich weltgeschichtlich in großen Stadien über den geordneten Prozeß einer progressiven Ordnung entfaltet, um die Menschheit immer vollkommener werden zu lassen und dem Endstand der Gesellschaft zuzuführen.

Auf ein solches Weltbild hat die moderne Naturwissenschaft inzwischen prinzipiell Verzicht geleistet. Die Biologie löste sich von einer Entwicklungsmechanik und stellte sich auf organomorphe Modelle um. Auch die Medizin, die sich als „Technik der Biologie" verstanden hatte, versuchte sich seit dem Beginn des 20. Jahrhunderts immer bewußter an neuen anthropologischen Prinzipien zu orientieren. Den dualistischen oder dogmatischen Entwürfen gegenüber betonen moderne Ansätze einer Systematischen Anthropologie das Pluralistische am Menschen, seinen Aspektenreichtum, das Perspektivische, auch Widersprüchliche. Eine Modellvorstellung vom Menschen bedient sich gleicherweise der morphologischen, physiologischen, psychologischen Disziplinen wie auch der Sprachwissenschaften, der Ethnologie, der Soziologie, der Kulturgeschichte.

Zweifellos blieb das gesamte theoretische Gerüst der modernen Medizin abhängig vom Denken Rudolf Virchows. „Noch denkt die Gesamtmedizin in Wissenschaft und praktischer Tätigkeit im Sinne Virchow'scher Zellularpathologie" (Herxheimer, 1927, S. 243). Dieses Denken ist inzwischen weitgehend erweitert, ergänzt und vertieft worden, ohne aufgegeben zu sein. Was lediglich vorherrscht, ist „der Wunsch nach Ergründung innerer Zusammenhänge" (l. c. S. 242).

Die Idee vom Kampf zwischen Bakterien und Zellen ist es letztlich gewesen, die eine Lehre von den Infektionskrankheiten konstituieren konnte. Hierbei blieb auch die strenge experimentelle Richtung begleitet von starken weltanschaulichen Strömungen und rein spekulativen Überlegungen (vgl. Diepgen, 1926). Der Göttinger Pathologe und Medizinhistoriker Georg Gruber noch hat in der Krankheit ein „Kettenwerk von Lebenserscheinungen" sehen wollen, von Phänomenen also, „die nach Stärke und Schwäche ausgelöst oder veranlaßt sind von einer oder mehreren das Lebewesen beeinflussenden Schädlichkeiten exogener oder endogener Art". Krankheit sei dabei letzten Endes „ein Leben an der Grenze der Anpassungsbreite, ein Processus, der zwischen einem nicht immer klar faßbaren Anfang und einem meist nicht sehr entfernten Ende seines Wesens abläuft" (Gruber, 1958, S. 1892).

Unser Bild von der Natur gibt uns daher auch kein System der Ordnung mehr, wohl aber die Matrix, aus der wir uns ein oberes Bezugssystem zu bilden vermögen, eine Führungsinstanz, die wir gerade nicht in einer aktuellen Situation finden, sondern immer nur aus der Verwurzelung eines Prozesses heraus, eines genetischen Gefüges, das uns trägt und treibt.

Die Wissenschaft von der Natur hat es nicht mit einer Wirklichkeit, sondern mit der mathematischen Struktur der Realität zu tun. Ein solches Gefälle zum Naturalismus aber mußte unweigerlich auch den Humusboden des Humanum wegschwemmen. Die „Mutter Natur", von deren „vis medicatrix" der Arzt profitiert hatte, war zu jener Weltbühne geworden, auf der man Regie führen und gleichzeitig schauen und applaudieren konnte. Der Naturbegriff der modernen Wissenschaft hatte sich reduziert auf ein Modell, das sich abhängig wußte von einem je axiomatisch vorgegebenen Bezugssystem. Naturforschung wird auch künftighin sicherlich nur einen Teilaspekt dieser Welt wiedergeben; sie wird aber kein Weltbild mehr und keinerlei Weltanschauung vermitteln können.

Wir werden uns zu fragen haben, ob es noch andere Interpretationsmöglichkeiten gibt für das, was wir als Naturbild, Zusammenhang der Erscheinungen, als Naturgesetzlichkeit des Alls oder gar der Wirklichkeit zu bezeichnen gewohnt sind? Werden wir das Bild von der Natur oder gar einen wissenschaftlichen Naturbegriff noch länger verwenden dürfen? Über diese Natur im Wandel hat sich bereits Goethe kritisch geäußert, wenn er in den „Maximen und Reflexionen" (Nr. 1364) bemerkt: „Daß die Natur, die uns zu schaffen macht, gar keine Natur mehr ist, sondern ein ganz anderes Wesen als dasjenige, womit sich die Griechen beschäftigen" (Artemis-Ausg. Bd. 9, S. 671).

6 Zusammenfassung und Ausblick

Am Ende einer abenteuerlichen Wanderung durch die Dickichte der letzten Jahrhunderte sollte ich versuchen, die so weit verstreuten Positionen noch einmal zusammenzufassen, um dabei auch einige Schwerpunkte der Überlieferung deutlicher herauszuheben. Denn gerade an den Handschriften scheint mir die so enge Verflochtenheit der Geheimwissenschaft mit der Medizin offenkundig zu werden.

Wir haben eine „Astrologia Medica" gefunden, die weniger horoskopische Astrologie war als Ökologische Medizin, die eher Krankengeschichten zu bieten hatte nach Art hippokratischer Epidemien und somit durchaus als „Umwelt-Medizin" bezeichnet werden könnte. Wir fanden die „Alchimia" als eine Säule der Heilkunst und somit keine klassische Alchimie, weder als hermetische Theorik noch als praktische Spagyrik, sondern eher eine „Alchimia Medica", die nach dem Modell der Heilkunst erst sekundär auch auf die Metalle angewandt wird. Heilkunde basiert hier noch ganz und gar auf einer „Philosophischen Anthropologie".

Bei seinem Eingriff und dessen optimalem Effekt, der Heilung, hat es der Arzt mit einem geradezu exemplarischen „Gestaltwandel" zu tun, einem „Gestalt-Kreis" sozusagen, der im Eingriff Wandel schafft, womöglich Besserung, um im Verfall immer wieder neu einzugreifen. Die Naturgeschichte im Ganzen zeigt uns dieses imponierende Gestalt-Kreisen alles organischen Lebens, befristet zwischen Geburt und Tod, eingespannt in die Lebensfrist, die – wie schon Heraklit wußte – nur der bloße Schein uns als „Dasein" vorgaukelt. In allen organischen Räumen west nämlich als vierte Dimension die Zeit, ein eigenes Element des Lebens, ein dramaturgisch angelegtes Gefälle, von dem Petrus Hispanus schon sagen konnte: „Tempus est causa corruptionis", was Paracelsus lapidar verdeutscht hat mit: „Die Zeit ursachet die Fäule".

Nicht mehr die abstrakten Krankheiten im Wandel der Zeit stehen jetzt zur Debatte, sondern Kranksein und Heilwerden in der Optik einer Historischen und Sozialen Pathologie, Kranksein als ein existentieller Habitus im Prozeß um das Heil, der ganz verschiedene Ausdeutungen erlaubt, und der uns zunächst einmal den Aufriß eines historisch-topographischen Fadenkreuzes nahelegt. Karl Richard von Hoffmann hatte 1834 bereits eine Monographie publiziert, der er den Titel gab: „Vergleichende Idealpathologie", mit dem Untertitel: „Ein Versuch, die Krankheiten als Rückfälle der Idee des Lebens auf tiefere normale Lebensstufen darzustellen".

Im Zentrum unserer Untersuchung standen die anthropologisch-kosmologischen Grundkonzepte einer Krankheitslehre, die im Mittelalter grundgelegt waren und mit der Neuzeit verdrängt wurden, um erst von der neueren Wissenschaftsgeschichte wieder entdeckt zu werden. Es wird dabei aufgefallen sein, daß in diesem Panorama nirgendwo die Rede war von der „Epoche des Humanismus", von einer „Renaissance-Medizin", von der „Geburt der Naturwissenschaft" aus dem Geiste der Morphologie – und wie all diese historiographischen Etiketten heißen.

Was uns die handschriftlichen Texte vielmehr geboten haben, das ist ein recht genaues Schema der verschiedenen Rezeptionsphasen und der darauf folgenden Assimilationsprozesse, während die Frage nach der immerhin möglichen, offensichtlich aber verfehlten Integration offenbleiben muß. Während sich nämlich – wie Elias (1969) eindrucksvoll zeigen konnte – im politischen Raume zunehmend ein Integrationszentrum größerer Herrschaftseinheiten bilden konnte, die aus sich selbst heraus zu Monopolbildungen weiterdrängen, läßt sich in den wissenschaftlichen Bereichen eher eine Desintegrierung der einzelnen Disziplinen verzeichnen.

Als Kriterien für die so augenscheinlich verfehlte Integration erscheinen uns heute: 1) der Verlust des Gleichgewichts von „theorica et practica" und damit das Übergewicht der Praxis-Wissenschaften über die Spekulation; 2) der Verlust der Beziehungen zwischen „magister et discipulus" und damit das zunehmende Übergewicht der literarischen Lehrtraditionen des Nominalismus. Am folgenreichsten freilich erscheint mir der dritte Verlust: die Eliminierung der „facultas medicinae" aus dem Verbundsystem eines „studium generale", ein Prozeß, der im vorigen Jahrhundert bereits zum Durchbruch kam und der – wie ich meinen möchte – den Untergang der Universität seit langem vorprogrammiert hat.

Dieser wahrhaft säkulare Paradigmawechsel in der Theorie der Medizin fand seinen charakteristischen Ausdruck in der Berliner Rektoratsrede von Rudolf Virchow (1893), wo im Titel bereits die Rede war „Vom Übergang des philosophischen in das naturwissenschaftliche Zeitalter". Das alte philosophische – besser: naturphilosophische, genauer und zeitgemäßer: naturhistorische – Denken war getragen von einer ungemein tiefsinnigen, universalistischen Krankheitstheorie, die nun zu weichen hatte einer Gewebelehre auf pathologisch-anatomischer Grundlage.

Ehe wir freilich zu einem gültigen Urteil über dieses kulturhistorische Panorama gelangen, müßte eine ganze Reihe von sozialwissenschaftlichen Feldstudien noch geleistet werden. Wir sollten das auffällige Zusammengehen wie auch die Divergenzen des alten und neuen Weltbildes der Wissenschaft genauer unterscheiden lernen. Wir hätten die regionale Verbreitung der Magia, Alchimia, Astrologia zwischen dem 15. und 18. Jahrhundert wesentlich deutlicher zu lokalisieren. Wir sollten die kaum schon zureichend untersuchte soziale Position der Alchimisten und Astrologen, ihre Stellung an Fürstenhöfen, ihren sozialen Aufstieg und ihr gesellschaftliches Prestige analysiert haben, damit verbunden auch die Motive der wissenschaftlichen Polemik, die sich bewußt antihermetisch gegeben hat, aber auch die überraschende Dominanz der hermetischen Mentalität, die selbst die fortschrittlichen Köpfe der „neuen Wissenschaft" beherrscht hatte – man denke nur an Newton!

Der Rang einer Wissenschaft – schreibt Karl Jaspers in seiner „Philosophie" (1956, S. 206) – wird eben bestimmt durch die „Strenge methodischen Bemühens", das die Forscher selbst bestimmen, nicht die Wissenschaften. „Die ungenauen Wissenschaften sind für dieses Bewußtsein nicht schlechter als die exakten". Die als „höchste" angesehenen Wissenschaften, sie seien denn auch „eigentümlich gehaltlos": so die Astronomie, die das „räumliche Weltganze" zum Gegenstand hat, so die Mathematik als „reinste wissenschaftliche Aktivität", so auch die Logik, die „universale Prüfungsinstanz allen Erkennens". Alle drei wirken – so Jaspers – durch die Form als Form und sind „existentiell unverbindlich". Wissenschaften bewegen sich daher in mannigfachen Rangordnungen, „ohne sich abzuschließen zu einer Hierarchie".

Unter Berufung auf Rudolf Virchow hat kürzlich noch Hans Schaefer (1975) die Medizin als Prototyp einer interdisziplinären Wissenschaft gekennzeichnet, zumal sie wie keine andere Disziplin „ein Verständnis des Menschen in all seinen Lebenslagen und äußeren Verhältnissen" zu liefern habe. Um so bemerkenswerter sei es, daß gerade die Medizin „eine Naturphilosophie ihres Gegenstandes, der Krankheit des Menschen", eine Theoretische Pathologie also, nicht hervorgebracht habe. Im Gegensatz zu Virchow aber kann Schaefer konstatieren, „daß eine nur mit naturwissenschaftlichen Methoden arbeitende Medizin nur die diesen Methoden zugänglichen Bereiche der Wirklichkeit des Menschen erfährt" (S. 203).

Nach kritischer Analyse einer Reihe von modernen Definitionsversuchen möchte Rudolf Gross ganz ähnlich „Gesundheit" auffassen als „die Autonomie des Individuums gegenüber einer Klasse von Belastungen oder Einschränkungen – vor allem gegenüber denen des täglichen Lebens". Krankheit wäre demnach „jede anhaltende und nicht sich selbst begrenzende Störung von Regelgrößen", und zwar „wechselseitige Störungen von Organfunktionen und Veränderung der Organstruktur" (Gross, 1980).

„Gesundheit beruht auf dem geordneten Struktur- und Wirkgefüge aller Glieder und Funktionen des Organismus" (Müller, 1969). Es ist ein Funktionsgefüge damit gemeint, das kontrolliert und geschützt wird durch zahlreiche Steuerungsmechanismen und Regulierungsmöglichkeiten, die vor Störungen bewahren. Es gibt dabei allerdings auch einen Zwischenbereich mit gesteigerter Anfälligkeit; es gibt „Breitengrade der Gesundheit", die sowohl die Anfälligkeit wie auch eine Resistenz gegen Störungen einbeschließen.

Es gibt zwischen Gesundheit und Krankheit ein Niemandsland, ein neutrales Übergangsgebiet, das die alten Ärzte „neutralitas" nannten, und das heute immer mehr wieder in das Gesichtsfeld der Theoretiker wie der Praktiker der Medizin rückt. So hat der Kölner Internist Rudolf Gross erstmals wieder versucht, diesen „Zwischenbereich" kategorial zu gliedern. Gesundheit und Krankheit sind danach keine Alternativen, sind eben „keine dichotom voneinander abgrenzbare Begriffe", sondern Zwischenstufen zwischen Extremvarianten von „normal" oder „pathologisch", wobei im Zwischenbereich alle Übergänge von konstitutionellen oder erworbenen Anomalien über Grenzfälle bis zu Extremvarianten möglich sind (Gross, 1980).

Mit großem Bedacht hat Fritz Hartmann neuerdings (1982) einen Begriff von „Gesund-Sein" vorgeschlagen, der mit Absicht funktionell und ganz bewußt operational gehalten ist, somit auch alle Bereiche einer „bedingten Gesundheit" einbeschließt. Gesund wäre danach „ein Mensch, der mit oder ohne nachweisbarer oder für ihn wahrnehmbaren Mängel seiner Leiblichkeit allein oder mit Hilfe anderer ein Gleichgewicht findet, entwickelt und aufrecht erhält, das ihm ein sinnvolles, auf die Entfaltung seiner persönlichen Anlage und Lebensentwürfe eingerichtetes Dasein und die Erreichung von Lebenszielen in Grenzen ermöglicht, so daß er sagen kann, *mein* Leben; dazu gehört dann auch *meine* Krankheit, *mein* Sterben". Kranksein und Gesundsein sind in dieser Bestimmung nicht mehr Gegensätze, wie es Krankheit und Gesundheit offensichtlich immer noch sind.

Was sich als Kristallisation unserer Handschriftenanalysen niedergeschlagen hat, ist die Erfahrung, daß sie alle – diese gewiß hermetischen und oft genug auch kuriosen Wissenschaften – einen gemeinsamen Kern tragen, ihren anthropologischen Nukleus: die Suche des Menschen nach sich selber, nach seinem Wesen und seiner Bildung. Was wohl wäre dieser Mensch anders als ein Phänomen der Natur, geworfen in diese Welt, mit einem ganz konkreten Auftrag, seine Grundbedürfnisse zu kultivieren!

Alchimie – davon waren wir ausgegangen – glaubt an die Einheit der Stoffe, indem sie ihre Wandlungen übertreibt; Astrologie glaubt an die Einheit der Kräfte, indem sie ihren Zusammenhang übertreibt. Astrologia, Alchimia, Magia glauben und übertreiben nur das, was auch die moderne Wissenschaft glaubt und sucht (Stefan George, 1914); sie sind nur die falschen, weil zu raschen Konsequenzen erfühlter Wahrheit, sind irrige Übertreibungen des Einheitsdrangs; sie sind eben nicht altgewordener Aberglaube, sondern frühreife (vorlaute) Erkenntnis. Sie gehören nicht zum absterbenden Mittelalter, sondern zur erwachenden Neuzeit.

Nun hat die moderne Wissenschaft zweifellos – wie Goethe in seiner „Farbenlehre" betont – die größte Veränderung der Neuzeit herbeigeführt –: „sie zerstörte eine wirkliche Welt, um eine neue, bisher unbekannte, kaum möglich geschienene, nicht geahndete wieder hervorzubauen" (Artemis-Ausg. Bd. 16, S. 389). Aber das war nur die eine Seite: Die Aufklärer hätten nämlich die Wissenschaften ganz gewiß von allem Zauber und aller Magie befreit, aber – wie Goethe wenig später vermerkt –: „Nun täte es gleich wieder not, daß man sich auf eine andere Weise ihrer annähme und sie aus den Händen solcher Exorzisten abermals befreite, welche, um die Gespenster zu vertreiben, sich's zur heiligen Pflicht machen, den Geist selbst zu verjagen" (Bd. 16, S. 414).

Spiegelung der Vergangenheit ist – so scheint es – nicht zuletzt auch Spiegelung des eigenen Wesens und Wirkens, was wiederum zurückführt auf Goethes Einsicht, das sich uns in der Wissenschaftsgeschichte Grundphänomene offenbaren, die immer wieder von neuem auf Gegenwärtigkeit drängen. Als ein solches Urphänomen erscheint mir das Pathische, die Betroffenheit, jenes „Hingerissensein", wie Goethe „pathos" nannte, das einfach nicht denkbar wäre ohne ein Anderes, das mich trifft, betrifft und betroffen sein läßt.

Der menschliche Geist aber, so noch einmal Goethe (Bd. 16, S. 394), er ist nun einmal, ähnlich dem Herzen, „ein trotzig und verzagtes Wesen". Er strebt ständig nach Erfahrung und erweiterter Tätigkeit, und dann bebt er wieder davor zurück, und zwar nicht mit Unrecht. „Wie er vorschreitet, fühlt er immer mehr, wie er bedingt sei, daß er verlieren müsse, indem er gewinnt, denn ans Wahre wie ans Falsche sind notwendige Bedingungen des Daseins gebunden".

7 Anhang

7.1 Handschriften-Verzeichnis

Escorial, Biblioteca Real

(Vgl. Guillermo Antolín: Catalogo de los codices latinos de la Real Biblioteca del Escorial. Vol. 1–5. Madrid 1910–1923.)

Cod. Scorial. d. II. 5 (s. XIV): Geometria; Optica; Apologia doctrinae Lullianae; Galenica.

Cod. Scorial. d. IV. 14 (s. XV): Albertus Magnus (Notizen zu: Philosophia, Medicina, Theologia).

Cod. Scorial. e. II. 9 (s. XV): Albertus Magnus, Liber Physicorum; De proprietatibus lapidum.

Cod. Scorial. e. III. 15 (s. XIV): Johannes Hispalensis, Astronomia; Michael Scotus, Ars Astronomiae; Albertus Magnus, De natura locorum; Astrologica.

Cod. Scorial. f. I. 4 (s. XIV): Quaestiones medicae Bononiae et Senis disputatae.

Cod. Scorial. f. I. 11 (s. XIV): Liber Problematum Alexandri Affrodiseos.

Cod. Scorial. f. II. 6 (s. XIII): Aristoteles, De animalibus.

Cod. Scorial. f. III. 1 (a. 1402): Liber de secretis secretorum.

Cod. Scorial. f. III. 6 (s. XIV): Avicenna, Canon; Johannes de Parma, Practica; Bruni Langobardi Chirurgia minor; Servitoris fragmentum.

Cod. Scorial. f. III. 8 (s. XIV): Michael Scotus, Liber introductorius.

Cod. Scorial. f. III. 12 (s. XVI): Ludovicus Buccaferreus, Lectiones in Parva Naturalia.

Cod. Scorial. g. II. 17 (s. XVI): Augustinus Lopez, Theoricae in fen I–IV libri primi, et fen I, II libri quarti Canonis Avicennae.

Cod. Scorial. g. II. 11 (s. XVI): Julius Clarus, De philosophia naturali et Medicina liber imperfectus.

Cod. Scorial. g. IV. 8 (s. XVI): Raimundus Lullus: Arbor elementalis.

Cod. Scorial. g. IV. 9 (s. XV): Raimundus Lullus: Compendium artis medicinae.

Cod. Scorial. g. IV. 34 (s. XVI): De modo iudicandi morbum aegroti.

Cod. Scorial. h. II. 20 (s. XIII): Isagoge Johannitii; Liber aphorismorum Hippocratis.

Cod. Scorial. h. III. 2 (s. XIV): Medice Artis Institutiones; Galenus, Liber secretorum.

Cod. Scorial. I. II. 7 (s. XV): Haly Abenragel, De judiciis astrologiae.

Cod. Scorial. I. II. 16 (s. XV): Nicolai Hostreshami modus dispensandi medicinam; Synonima medicinarum.

Cod. Scorial. I. III. 18 (s. XVII): Ali ben Mohamed, Animalium utilitates.

Cod. Scorial. I. III. 19 (s. XVII): Pharmaca; Medicinalia; Chirurgica.

Cod. Scorial. K. I. 2 (s. XV): Kommentare zum Canon Avicennae und Liber Nonus ad Almansorem.

Cod. Scorial. K. II. 4 (s. XVI): Astrologiae fragmentum; De planetarum passionibus.

Cod. Scorial. K. III. 19 (s. XVII): Astronomiae compendium; Gnomices compendium.

Cod. Scorial. L. I. 16 (s. XV): Albertus Philosophia pauperum.

Cod. Scorial. M. II. 17 (s. XIV): Arnaldus de Villanova, Opuscula varia; Bernardus Albertus, Avicenna-Kommentare.

Cod. Scorial. O. II. 9 (s. XIV/XV): Astronomica (Theorica de motibus planetarum; Tractatus de sphera); Geometria, Meteorologia; Theorica Musica de Boecio.

Cod. Scorial. O. II. 10 (s. XIV): Astronomica; Mathematica; Geometrica.

Cod. Scorial. O. II. 16 (s. XV): Flos medicine.

Cod. Scorial. O. II. 19 (s. XV): Antidotarium; Simplicia.

Cod. Scorial. O. III. 17 (s. XV): Hermes Trismegistus, De Natura divinitatis ad Asclepium.

Albertus Magnus: Ausgewählte Texte. Hrsg. Albert Fries. Darmstadt 1981
Aldrete y Soto, Luis de: Luz de la medicina. 1681
Allen, Don Cameron: The Star-crossed Renaissance. The Quarrel about Astrology and its Influence in England. New York 1966
Allers, Rudolf: Microcosmos. From Anaximandros to Paracelsus. In: Traditio 2 (1944) 319–407
Alstedius, Johann Heinrich: Encyclopaedia. Herborn 1630
Alvarez Ohacan, Diego: Kommentar zu Arnold v. Villanova. Sevilla 1514
Amasuno, Marcellino V.: Un texto medico-astrologico del siglo XV „Eclipse del Sol" del licenciado Diego de Torres. Salamanca 1972
Aratros: Phainomena. Sternbilder und Wetterzeichen. Hrsg. Manfred Erren. München 1971
Arnold, Friedrich: Lehrbuch der Physiologie des Menschen. Zürich 1836
Arnold, Fr. und J. W. Arnold: Die Erscheinungen und Gesetze des lebenden menschlichen Körpers im gesunden und kranken Zustande. Zürich 1836/37
Artelt, Walter und Walter Rüegg (Hrsg.): Der Arzt und der Kranke in der Gesellschaft des 19. Jahrhunderts. Stuttgart 1967
Aschoff, Ludwig: Ueber den Krankheitsbegriff und verwandte Begriffe. Dtsch. med. Wschr. 35 (1909) 1417–1423
Baader, Gerhard: Medizinisches Reformdenken und Arabismus im Deutschland des 16. Jahrhunderts. Sudhoffs Archiv 63 (1979) 261–296
Baas, Johann Hermann: Grundriß der Geschichte der Medizin. Stuttgart 1876
Baeumker, Clemens: Das pseudo-hermetische „Buch der vierundzwanzig Meister" (Liber XXIV philosophorum). In: Studien und Charakteristiken zur Geschichte der Philosophie insbesondere des Mittelalters. Ges. Vorträge u. Aufsätze von Clemens Baeumker (Beiträge zur Geschichte der Philosophie und Theologie des M. A., 25). Münster 1928, S. 194–214
Baeumker, Clemens: Der Platonismus im Mittelalter. In: Platonismus in der Philosophie des Mittelalters. Hrsg. v. Werner Beierwaltes (Wege der Forschung, 197). Darmstadt 1969, S. 1–55
Balint, Michael: Der Arzt, sein Patient und die Krankheit. Stuttgart 1957
Behrendsen, Otto: Darstellungen von Planetengottheiten an und in deutschen Bauten (Studien zur Deutschen Kunstgeschichte, 236). Straßburg 1926
Benesch, Dieter: Marsilio Ficino's „De triplici vita" (Florenz 1489) in deutschen Bearbeitungen und Übersetzungen. Edition des Codex palatinus germanicus 780 und 752 (Europäische Hochschulschriften, Reihe I, 207). Frankfurt a. M., Bern u. Las Vegas 1977
Berghoff, Emanuel: Entwicklungsgeschichte des Krankheitsbegriffes. 2. Aufl. Wien 1947
Bernard, Claude: Einführung in das Studium der experimentellen Medizin (Paris 1865). In: Sudhoffs Klassiker der Medizin, Bd. 35, Leipzig 1961
Bernus, Alexander von: Alchymie und Heilkunst. Nürnberg 1948
Berthelot, Marcellin: La chimie au moyen âge. Paris 1893
Biedermann, Hans: Handlexikon der magischen Künste von der Spätantike bis zum 19. Jahrhundert. Graz 1973
Biedermann, Hans: Materia prima. Eine Bildersammlung zur Ideengeschichte der Alchemie. Graz 1973
Biedermann, Hans: Medicina magica. Metaphysische Heilmethoden in spätantiken u. mittelalterlichen Handschriften. Graz 1972
Biedermann, Hans: Handlexikon der magischen Künste (Knaur Taschenbuch, 421). München u. Zürich 1976
Blasius, Dirk: Geschichte und Krankheit. Sozialgeschichtliche Perspektiven der Medizingeschichte. Geschichte und Gesellschaft 2 (1976) 386–415
Bloxham, Derek I.: Astronomy and Astrology 1300–1500. Hertfordshire 1975
Blumenberg, Hans: Kosmos und System. Aus der Genesis der kopernikanischen Welt. Studium Generale 10 (1957) 61–80
Blumenberg, Hans: Die kopernikanische Wende (edition suhrkamp, 138). Frankfurt a. M. 1965
Blumenberg, Hans: Pseudoplatonismen in der Naturwissenschaft der frühen Neuzeit (Akademie der Wissenschaften und der Literatur Mainz. Abhdlg. d. Geistes- und Sozialwiss. Klasse. Jg. 1971, 1). Mainz 1971

Cod. Matrit. 4235 (s. XV): Johannes de Tornamira, Tractatus medicus.
Cod. Matrit. 6213 (s. XV): Bernardi Strucii Tractatus contra alchimistas.
Cod. Matrit. 6928 (s. XV): Introductio operis de astrologia; Zodiaci signa.
Cod. Matrit. 7761 (s. XIX): Bibliothekskatalog des Dr. Francisco Ruiz für Juan Manuel Ruiz.
Cod. Matrit. 8245 (s. XV): Libro de las suertes.
Cod. Matrit. 8915 (s. XVI): Discursos astrologicos.
Cod. Matrit. 8929 (s. XVII): Argumentos sobre Astrologia.
Cod. Matrit. 8931 (s. XVI): Cosmosgraphica; Musica; Astrologia practica; Architectura.
Cod. Matrit. 8933 (s. XVI): Hieronymi Cardani Aphorismorum Astronomicorum Segmenta Septem; Summa Astrologica.
Cod. Matrit. 8935 (s. XVI): Astrologia Judiciaria.
Cod. Matrit. 9039 (s. XVII): De los Judios Astronomicos sobre las natividades por natural.
Cod. Matrit. 9080 (s. XVI): Astrologicum opusculum (darin f. 10^r: Martini Lutheri Nativitas).
Cod. Matrit. 9099 (s. XVII): Notabilia in astrologicam medicinam.
Cod. Matrit. 9345 (s. XVII): Tractatus Astrologicus; Tractatus de interrogationibus astrologicis.
Cod. Matrit. 10009 (s. XIV): Canones in moribus celestium corporum; Astrorum sciencia; Ptolomei liber.
Cod. Matrit. 10012 (s. XIV): Iudicia astrorum.
Cod. Matrit. 10016 (s. XIII): Robertus Ketenensis, Astronomica.
Cod. Matrit. 10031 (s. XV): Summa perfectionis magisterii; Rasis De secretis.
Cod. Matrit. 10113 (s. XIII): Ptolemeus: Almagest (nach Gerhard von Cremona).

Toledo, Biblioteca Catedral

(Vgl. José Millás Vallicrosa: Las traducciones orientales en los manuscritos de la Biblioteca Catedral de Toledo. Madrid 1942.)

Cod. Tolet. 17–25 (s. XIV): Liber Aristotelis De regimine regum vel principum vel dominorum vel Secreta secretorum vel Epistole Aristotelis ad Alexandrum.
Cod. Tolet. 47–19 (s. XIV): Avicenna, Liber Canonis; Verba Abohali Avicenni.
Cod. Tolet. 47–20 (s. XV): Canon Avicennae.
Cod. Tolet. 94–19 (s. XIV): Aristotelis De secretis secretorum; Liber de sanitate conservanda.
Cod. Tolet. 95–21 (s. XVI): Mercurius Trismegistus cum libro fontis vitae.
Cod. Tolet. 96–32 (s. XV): Liber de consideratione quinte essentie; Epistula activationis Lapidis philosophorum ad regem Robertum; Epistola magistri Arnaldi de Villanova ad magistrum Jacobum de Toledo de maximo secreto medicine extracto ex sanguine humano.
Cod. Tolet. 96–38 (s. XVI): Hermetis Trismegisti Sapientis De sapientia generationis lapidis; Mosys De opere naturae; Mosys De opere artis; Mosys De magisterio philosophorum.
Cod. Tolet. 97–8 (s. XV): Questio Petri Hispani; Janua Vite.
Cod. Tolet. 97–14 (s. XIV): Johannitii Isagoge (nach Markus von Toledo).
Cod. Tolet. 97–23 (s. XIV): Johannitii Isagoge.
Cod. Tolet. 97–25 (s. XIV): Johannitii Isagoge.
Cod. Tolet. 94–4 (s. XIII): Liber Pantegni; Liber Pauperum; Liber stomachi; Liber instans; De modo medendi.
Cod. Tolet. 98–18 (s. XVIII): Centiloquium Hermetis.

7.2 Literatur

Adelung, J. Chr.: Versuch einer Geschichte der Cultur des menschlichen Geschlechtes. Leipzig 1782
Agrippa, Henricus Cornelius: De occulta philosophia. Köln 1533 (Nachdruck Graz 1967)
Agrippa, Henricus Cornelius: Opera. 2 Bde. Lyon 1550 (Nachdruck Hildesheim 1970)

Albertus Magnus: Ausgewählte Texte. Hrsg. Albert Fries. Darmstadt 1981

Aldrete y Soto, Luis de: Luz de la medicina. 1681

Allen, Don Cameron: The Star-crossed Renaissance. The Quarrel about Astrology and its Influence in England. New York 1966

Allers, Rudolf: Microcosmos. From Anaximandros to Paracelsus. In: Traditio 2 (1944) 319–407

Alstedius, Johann Heinrich: Encyclopaedia. Herborn 1630

Alvarez Ohacan, Diego: Kommentar zu Arnold v. Villanova. Sevilla 1514

Amasuno, Marcellino V.: Un texto medico-astrologico del siglo XV „Eclipse del Sol" del licenciado Diego de Torres. Salamanca 1972

Aratros: Phainomena. Sternbilder und Wetterzeichen. Hrsg. Manfred Erren. München 1971

Arnold, Friedrich: Lehrbuch der Physiologie des Menschen. Zürich 1836

Arnold, Fr. und J. W. Arnold: Die Erscheinungen und Gesetze des lebenden menschlichen Körpers im gesunden und kranken Zustande. Zürich 1836/37

Artelt, Walter und Walter Rüegg (Hrsg.): Der Arzt und der Kranke in der Gesellschaft des 19. Jahrhunderts. Stuttgart 1967

Aschoff, Ludwig: Ueber den Krankheitsbegriff und verwandte Begriffe. Dtsch. med. Wschr. 35 (1909) 1417–1423

Baader, Gerhard: Medizinisches Reformdenken und Arabismus im Deutschland des 16. Jahrhunderts. Sudhoffs Archiv 63 (1979) 261–296

Baas, Johann Hermann: Grundriß der Geschichte der Medizin. Stuttgart 1876

Baeumker, Clemens: Das pseudo-hermetische „Buch der vierundzwanzig Meister" (Liber XXIV philosophorum). In: Studien und Charakteristiken zur Geschichte der Philosophie insbesondere des Mittelalters. Ges. Vorträge u. Aufsätze von Clemens Baeumker (Beiträge zur Geschichte der Philosophie und Theologie des M. A., 25). Münster 1928, S. 194–214

Baeumker, Clemens: Der Platonismus im Mittelalter. In: Platonismus in der Philosophie des Mittelalters. Hrsg. v. Werner Beierwaltes (Wege der Forschung, 197). Darmstadt 1969, S. 1–55

Balint, Michael: Der Arzt, sein Patient und die Krankheit. Stuttgart 1957

Behrendsen, Otto: Darstellungen von Planetengottheiten an und in deutschen Bauten (Studien zur Deutschen Kunstgeschichte, 236). Straßburg 1926

Benesch, Dieter: Marsilio Ficino's „De triplici vita" (Florenz 1489) in deutschen Bearbeitungen und Übersetzungen. Edition des Codex palatinus germanicus 780 und 752 (Europäische Hochschulschriften, Reihe I, 207). Frankfurt a. M., Bern u. Las Vegas 1977

Berghoff, Emanuel: Entwicklungsgeschichte des Krankheitsbegriffes. 2. Aufl. Wien 1947

Bernard, Claude: Einführung in das Studium der experimentellen Medizin (Paris 1865). In: Sudhoffs Klassiker der Medizin, Bd. 35, Leipzig 1961

Bernus, Alexander von: Alchymie und Heilkunst. Nürnberg 1948

Berthelot, Marcellin: La chimie au moyen âge. Paris 1893

Biedermann, Hans: Handlexikon der magischen Künste von der Spätantike bis zum 19. Jahrhundert. Graz 1973

Biedermann, Hans: Materia prima. Eine Bildersammlung zur Ideengeschichte der Alchemie. Graz 1973

Biedermann, Hans: Medicina magica. Metaphysische Heilmethoden in spätantiken u. mittelalterlichen Handschriften. Graz 1972

Biedermann, Hans: Handlexikon der magischen Künste (Knaur Taschenbuch, 421). München u. Zürich 1976

Blasius, Dirk: Geschichte und Krankheit. Sozialgeschichtliche Perspektiven der Medizingeschichte. Geschichte und Gesellschaft 2 (1976) 386–415

Bloxham, Derek I.: Astronomy and Astrology 1300–1500. Hertfordshire 1975

Blumenberg, Hans: Kosmos und System. Aus der Genesis der kopernikanischen Welt. Studium Generale 10 (1957) 61–80

Blumenberg, Hans: Die kopernikanische Wende (edition suhrkamp, 138). Frankfurt a. M. 1965

Blumenberg, Hans: Pseudoplatonismen in der Naturwissenschaft der frühen Neuzeit (Akademie der Wissenschaften und der Literatur Mainz. Abhdlg. d. Geistes- und Sozialwiss. Klasse. Jg. 1971, 1). Mainz 1971

Blumenberg, Hans: Der Prozeß der theoretischen Neugierde. Frankfurt a. M. 1973

Blumenberg, Hans: Die Genesis der kopernikanischen Welt. Frankfurt a. M. 1975

Boll, Franz: Sphaera. Neue griechische Texte und Untersuchungen zur Geschichte der Sternbilder. Leipzig 1903

Boll, Franz, Carl Bezold u. Wilhelm Gundel: Sternglaube und Sterndeutung. Die Geschichte und das Wesen der Astrologie. Darmstadt[7] 1974

Boll, Franz, Carl Bezold u. Wilhelm Gundel: Sternglaube und Sterndeutung. Die Geschichte und das Wesen der Astrologie. 5. Aufl. m. einem bibliograph. Anhang von Hans Georg Gundel. Darmstadt 1966

Brand, Gert: Die Lebenswelt. Eine Philosophie des konkreten Apriori. Berlin 1971

Brandenburg, Dietrich: Medizin und Magie. Heilkunde und Geheimlehre des islamischen Zeitalters (Medizingeschichtliche Miniaturen, 1). Berlin 1975

Brandis, J. D.: Pathologie oder Lehre von den Affekten des lebendigen Organismus. Hamburg 1808

Brunfels, Otto: De diffinitionibus et terminis astrologiae Libellus. Basel 1533

Buck, August: Die Rezeption der Antike in den romanischen Literaturen der Renaissance (Grundlagen der Romantik, 8). Berlin 1976

Burckhardt, Titus: Alchemie, Sinn und Weltbild. Olten, Freiburg 1960

Burdach, Karl Friedrich: Die Physiologie als Erfahrungswissenschaft. Bde. 1–6. Leipzig 1826–1840

Burnett, Charles S.: The Legend of the Three Hermes and Abū Ma'shar's Kitāb al-Ulūf in the Latin Middle Ages. J. Warburg and Courtauld Institutes 39 (1976) 231–234

Caplan, Arthur L., H. Tristram Engelhardt and James J. Mc Cartney (Eds.): Concepts of Health and Disease. Interdisciplinary Perspectives. London, Amsterdam, Don Mills, Sydney, Tokyo 1981

Carmody, Francis J.: Arabic Astronomical and Astrological Sciences in Latin Translation. A Critical Bibliography. Berkeley, Los Angeles 1956

Cassirer, Ernst: Individuum und Kosmos in der Philosophie der Renaissance. Leipzig, Berlin 1927

Cassirer, Ernst: Wesen und Wirkung des Symbolbegriffs. 5. Aufl. Darmstadt 1976

Chojecka, Ewa: Astronomische und astrologische Darstellungen und Deutungen bei kunsthistorischer Betrachtung alter wissenschaftlicher Illustrationen des XV. bis XVIII. Jahrhunderts (Veröff. d. Staatl. Mathem.-Physikal. Salons, 4). Berlin 1967

Chojecka, Ewa: Bayerische Bild-Enzyklopädie. Das Weltbild eines wissenschaftlich-magischen Hausbuches aus dem frühen 16. Jahrhundert. Baden-Baden 1982

Compagni, Vittoria Perrone: Picatrix Latinus. Concezioni filosofico-religiose e Prassi magica. Medioevo 1 (1975) 237-337

Corpus Hermeticum. Ed. Arthur Darby Nock u. André-Jean Festugière. 4 Bde. Paris 1978

Coulter, Harris L.: Divided Legacy. A History of the Schism in Medical Thought. 3 Vols. Washington 1973–1977

Crombie, Alistair Cameron: Von Augustinus bis Galilei. Die Emanzipation der Naturwissenschaft. Köln u. Berlin 1965

Darmstaedter, Ernst: Die Alchemie des Geber. Berlin 1929

Darmstaedter, Ernst: Arznei und Alchemie. Paracelsus-Studien (Studien z. Geschichte der Medizin, 20). Leipzig 1931

Da Rocha Pereira, Maria Helena: Obras médicas de Pedro Hispano. Coimbra 1972

Debus, Allen G. (Ed.): Science, Medicine and Society in the Renaissance. 2 Vols. New York 1972

Debus, Allen G.: Man and Nature in the Renaissance. Cambridge 1978

Debus, Allen G.: The Chemical Philosophy. Paracelsian Science and Medicine in the Sixteenth and Seventeenth Centuries. 2 Vols. New York 1977

Debus, Allen G.: Robert Fludd and His Philosophical Key. New York 1979

DeKosky, Robert K.: Knowledge and Cosmos: Development and Decline of the Medieval Perspective. Washington 1979

Delgado de Vera, Justo: Defensa y repuesta justa y verdadera de la medicina rational y philosophica profanda de las imposturas de la Chimica. Madrid 1687

Diels, Hermann: Elementum. Eine Vorarbeit zum griechischen und lateinischen Thesaurus. Leipzig 1899

Diepgen, Paul: Virchows Archiv als Spiegel der Medizin seiner Zeit. Virchows Arch. Path. 315 (1948) 4–31

Diepgen, Paul, Georg B. Gruber und Hans Schadewaldt: Der Krankheitsbegriff, seine Geschichte und Problematik. In: Handbuch der allgemeinen Pathologie. Bd. 1. Berlin, Heidelberg, New York 1969, S. 1–50.

Dijksterhuis, Eduard Jan: Die Mechanisierung des Weltbildes. Berlin, Göttingen, Heidelberg 1956

Diwald, Susanne: Arabische Philosophie und Wissenschaft in der Enzyklopädie. Wiesbaden 1975

Dobbs, B. J. T.: The Foundations of Newton's Alchemy, or „The Hunting of the Green Lyon". Cambridge 1975

Dobbs, B. J. T.: Newton Manuscripts at the Smithsonian Institution. Isis 68 (1977) 105–107

Dobbs, B. J. T.: Newton's Alchemy and His Theory of Matter. Isis 73 (1982) 511–528.

Doerr, Wilhelm: Wandlungen der Krankheitsforschung. Über „Standpunkte" in der Pathologie 150 Jahre nach R. Virchows Geburtstag. SB Heidelberger Akademie, Math.-naturw. Klasse. Berlin, Heidelberg, New York 1971, S. 145–178

Doerr, Wilhelm: Gestaltwandel klassischer Krankheitsbilder. Berlin 1957

Doerr, Wilhelm: Anthropologie des Krankhaften. Wiener med. Wschr. 124 (1974) 209

Doerr, Wilhelm und Heinrich Schipperges: Was ist Theoretische Pathologie? Berlin, Heidelberg, New York 1979

Dornseiff, F.: Das Alphabet in Mystik und Magie. 1925

Duhem, Pierre: Le Système du Monde. Histoire des doctrines cosmologiques de Platon à Copernic. 10 Bde. Paris 1958–1973

Dunkelberg, Hartmud: Zum Begriff „gestirn" bei Paracelsus. Med. Diss. Heidelberg 1972

Eckartshausen, Karl von: Über die Zauberkräfte der Natur. Eine freie Übersetzung eines ägyptischen Manuskripts in coptischer Sprache (nachgel. Werk). München 1819.

Eckartshausen, Karl von: Über die Zauberkräfte der Natur. Hrsg. Antoine Faivre. Freiburg 1978

Die Edelgeborne Jungfer Alchymia, Oder: Eine durch Rationes, viele Exempla und Experimenta abgehandelte Untersuchung, Was von der Alchymia zu halten und vor Nutzen daraus zu schöpffen seye, Nebst einem Zusatz. Von der Medicina Universali, Universal-Proceß und Einigen Kunst-Stücken Aus der Alchymie. Tübingen bey denen Gebrüdern Cotta 1730

Eis, Gerhard: Von der Rede und dem Schweigen der Alchemisten. In: Vor und nach Paracelsus. Stuttgart 1965, S. 51–73

Elias, Norbert: Über den Prozeß der Zivilisation. 2 Bde. Bern, München 1969

Ennemoser, Joseph: Geschichte der Magie. Leipzig 1844

Erastus, Thomas: De Astrologia divinatrice Epistolae. Basel 1580

Ernst, Paul: Wurzeln der Medizin. SB Heidelberger Akademie der Wissenschaften, Math.-naturw. Klasse, 12. Berlin 1928

Evola, J.: La Tradition Hermétique. Paris 1975

Fabricius, Johannes: Alchemy. The Medieval Alchemists and their Royal Art. Kopenhagen 1976

Faivre, Antoine und Christian Zimmermann (Hrsg.): Hermetische Tradition im wissenschaftlichen Fortschritt. Berlin 1979

Faivre, Antoine (et alii): Lumière et cosmos. Courants occultes de la philosophie de la Nature. Paris 1981

Ferguson, John: Bibliotheca Chemica. Bde. I/II. Glasgow 1906

Ferguson, John: Bibliographical Notes on Histories of Inventions and Books of Secrets. Hrsg. v. E. A. Osborne. 5 Bde. London 1959

Festugière, A. J. und A. D. Nock: Corpus Hermeticum. 4 Vols. Paris 1945

Festugière, André-Jean: La philosophie de l'amour de Marsile Ficin et son influence sur la littérature française au XVIe siècle (Etudes de Philosophie Médiévale, 31). 2. Aufl. Paris 1980

Figala, Karin: Die „Kompositionshierarchie" der Materie. Newtons quantitative Theoerie und Interpretation der qualitativen Alchemie. Habil.-Schrift (maschinenschriftl.) München 1977.

Figala, Karin: Newtons rationales System der Alchemie. Chemie in unserer Zeit 12 (1978) 101–110

Fludd, Robert: Utriusque cosmi metaphysica. Oppenheim 1617; Frankfurt 1624

Fludd, Roberti alias de Fluctibus: De animae intellectualis scientia seu Geomantia. Veronae 1687

Franke, Manfred: Die medizinischen Probleme des Gesundheitsbegriffes. Heidelberg 1970

Frick, Karl R. H.: Einführung in die alchemiegeschichtliche Literatur. Sudhoffs Arch. Gesch. Med. Naturw. 45 (1961) 148–163

Frick, Karl R. H.: Die Erleuchteten. Gnostisch-theosophische und alchemistisch-rosenkreuzerische Geheimgesellschaften bis zum Ende des 18. Jahrhunderts – ein Beitrag zur Geistesgeschichte der Neuzeit. Graz 1973

Frick, Karl R. H.: Licht und Finsternis. Gnostisch-theosophische und freimaurerisch-okkulte Geheimgesellschaften bis an die Wende zum 20. Jahrhundert. 2 Bde. Graz 1975–1978

Froboese, Curt: Rudolf Virchow. Ein Gedenk- und Mahnwort an die heutige Ärztegeneration 50 Jahre nach seinem Tode. Stuttgart 1953

Froebe-Kapteyn (Hrsg.): Das Hermetische Prinzip in Mythologie, Gnosis und Alchemie. Zürich 1943

Fück, Johann: Arzt und Heilkunst im islamischen Mittelalter. In: Arabische Kultur und Islam im Mittelalter. Weimar 1981, S. 303–316

Ganzenmüller, Wilhelm: Die Alchemie im Mittelalter. Paderborn 1938

Garbers, Karl und Jost Weyer: Quellengeschichtliches Lesebuch zur Chemie und Alchemie der Araber im Mittelalter. Hamburg 1980

García, Ballester: Historia social de la medicina en la España de los siglos XIII al XVI. Madrid 1976

García Font, Juan: Historia de la alquimia en España. Madrid 1976

Garin, Eugenio: Magia e astrologia nel pensiero del Rinascimento. Medievo e Rinascimento (1954)

Garin, Eugenio: Medioevo e Rinascimento. Studie e Ricerche. Bari 1954

Gaubius, Hieronymus David: Anfangsgründe der Medicinischen Krankheitslehre. Aus dem Lat. übers. v. Christian Gottfried Gruner. 2. Aufl. Berlin 1791

Gebsattel, Viktor E. von: Zur Sinnstruktur der ärztlichen Handlung. Studium Generale 6 (1953) 461–471

Goldammer, Kurt: Krankheitsdiagnose als Existenzanalyse in religiöser Bildsprache. In: Medizinische Diagnostik in Geschichte und Gegenwart. München 1978, S. 145–161

Goltz, Dietlinde: Alchemie und Aufklärung. Ein Beitrag zur Naturwissenschaftsgeschichtsschreibung der Aufklärung. Med. Hist. J. 6 (1971) 31–48

Goltz, Dietlinde, Joachim Telle u. Hans J. Vermeer: Der alchemistische Traktat „Von der Multiplikation" von Pseudo-Thomas von Aquin. Untersuchungen und Texte. Wiesbaden 1977

Gray, Ronald D.: Goethe, the Alchemist. A Study of Alchemical Symbolism in Goethe's Literary and Scientific Works. Cambridge 1952.

Gross, Rudolf: Gesundheit und Krankheit in ihren verschiedenen Aspekten. Dtsch. Ärztebl. 77 (1980) 1397–1406

Grotjahn, Alfred: Soziale Pathologie. Versuch einer Lehre von den sozialen Beziehungen der Krankheiten als Grundlage der sozialen Hygiene. 3. Aufl. Berlin 1923

Groth, Angelika: Goethe als Wissenschaftshistoriker. Münchener Germanistische Beiträge, Bd. 7. München 1972

Gruber, Georg B.: Über den Wandel des Krankheitsbegriffes. Med. Klinik 53 (1958) 1889–1892

Guerrero, Juan de: Sol de la medicina. Madrid 1682

Gundel, W. u. H. Gundel: Astrologumena. Die astrologische Literatur in der Antike und ihre Geschichte. Wiesbaden 1966

Gundel, W.: Sterne und Sternbilder im Glauben des Altertums und der Neuzeit. Bonn, Leipzig 1922

Gundel, W.: Sternglaube, Sternreligion und Sternorakel. Aus der Geschichte der Astrologie. 2. Aufl. Heidelberg 1959

Gundolf, Friedrich: Wesen und Beziehung (1911). In: Beiträge zur Literatur- und Geistesgeschichte. Heidelberg 1980, S. 150–152

Haage, Bernhard (Hrsg.): Das „Kunstbüchlein" des Alchemisten Caspar Hartung vom Hoff. In: Litterae, Nr. 39. Göppingen 1975

Haberkamm, Klaus: „Sensus Astrologicus". Zum Verhältnis von Literatur und Astrologie in Renaissance und Barock (Abhandlungen zur Kunst-, Musik- und Literaturwissenschaft, 124). Bonn 1972

Hamann, J. G.: Briefwechsel. Hrsg. W. Ziesener u. A. Henkel. Bd. 3. Frankfurt 1957

Hartmann, Fritz: Der ärztliche Auftrag. Göttingen 1956

Hartmann, Fritz: Der historische Diagnosebegriff und seine Entwicklung. Münch. Med. Wschr. 114 (1972) 90

Hartmann, Fritz: Wertkonflikte im Krankheitsgeschehen. In: Recht und Ethik in der Medizin. Hrsg. Wilhelm Doerr. Berlin, Heidelberg, New York 1982

Hartmann, Fritz: Der ganze Mensch – ein Thema antiker und gegenwärtiger Medizin. In: Gegenwart der Antike. Hrsg. L. Hieber u. R. W. Müller. Frankfurt, New York 1982. S. 120–151

Herxheimer, Gotthold: Krankheitslehre der Gegenwart. Strömungen und Forschungen in der Pathologie seit 1914. Dresden, Leipzig 1927

Hirschfeld, Ernst: Virchow. Kyklos 2 (1929) 106–116

Hoffmann, Karl Richard von: Vergleichende Idealpathologie. Ein Versuch, die Krankheiten als Rückfälle der Idee des Lebens auf tiefere normale Lebensstufen darzustellen. Stuttgart 1834

Hollingshead, A. B. und F. C. Redlich: Der Sozialcharakter psychischer Störungen. Eine sozial-psychiatrische Untersuchung. Frankfurt 1975

Holmyard, E. J.: Alchemy. Edingburgh 1957

Hopkins, Arthur J.: Alchemy, Child of Greek Philosophy. New York 1934

Hübner, Wolfgang: Die Eigenschaften der Tierkreiszeichen in der Antike. Wiesbaden 1982. (Sudhoffs Archiv: Beih. 22)

Joel, Karl: Der Ursprung der Naturphilosophie aus dem Geiste der Mystik. Jena 1906

Jonas, Hans: Gnosis und spätantiker Geist. 2 Bde. Göttingen 1934–1954

Jung, Carl Gustav: Psychologie und Alchemie. St. Gallen 1944

Jung, Carl Gustav: Studien über alchemistische Vorstellung. In: Gesammelte Werke, Bd. 13. Olten, Freiburg 1978

Kämmerer, Ernst Wilhelm: Das Leib-Seele-Geist-Problem bei Paracelsus und einigen Autoren des 17. Jahrhunderts. Wiesbaden 1971

Kenton, Warren: Astrology. The Celestial Mirror. London 1974

Kepler, J.: Prognosticum auf das Jahr 1604. In: Opera VIII, 321

König, Emanual: Regnum Minerale, Physicè, Medicè, Anatomicè, Chymicè, Alchymicè, Analogicè, Theoreticè Practicè investigatum. Basileae 1687

Kopp, Hermann: Die Alchemie in älterer und neuerer Zeit. Ein Beitrag zur Kulturgeschichte. Heidelberg 1886

Kranz, Walther: Kosmos. Arch. f. Begriffsgesch. 2 (1957) 213

Kreysig, Friedrich Ludwig: Neue Darstellung der physiologischen und pathologischen Grundlehren für angehende Aerzte und Praktiker. 2 Bde. Leipzig 1798/1800

Kristeller, Paul Oskar: Philosophy and Medicine in Medieval and Renaissance Medicine. In: Organism, Medicine, and Metaphysics. Essays in Honour of Hans Jonas on his 75th Birthday, May 10, 1978, S. 29–40

Kristeller, Paul Oskar: Studies in Renaissance Thought and Letters (Storia e Letteratura, 54). 2. Aufl. Rom 1969

Kroll Josef: Die Lehren des Hermes Trismegistos. Beitr. Gesch. Philos. MA. Bd. 12. Münster 1914

Kuhn, Thomas S.: Die Struktur wissenschaftlicher Revolutionen. Frankfurt 1967

Kurdziałek, M.: Der Mensch als Abbild des Kosmos. Miscellanea Mediaevalia 8 (1971) 35–75.

Ledesma, Manuel: Apologia en defensa de la astrologia, contra algunos medicos que dizen mal della. Valencia 1599

Licetus, Fortunius: Hieroglyphica sive antiqua schemata gemmarum ammularum quaesita Moralia, Politica, Historica, Medica, Philosophica et Sublimiora. Patavii 1653

Lotze, Hermann: Allgemeine Pathologie und Therapie als mechanische Naturwissenschaft. 1842

Luanco y Riego, José Ramón de: La alquimia en España. Escritos ineditos, noticias y apuntamientos. 2 vols. Barcelona 1889/1897

Magia naturalis und die Entstehung der modernen Naturwissenschaften. Symposion der Leibniz-Gesellschaft Hannover, 14. u. 15. Nov. 1975 (Studia Leibnitiana, Sonderheft 7). Wiesbaden 1978

Mahdihassan, S.: Alchemy, with the Egg as its Symbol. Janus 63 (1976) 135–153

Mahnke, Dietrich: Unendliche Sphäre und Allmittelpunkt. Beiträge zur Genealogie der mathematischen Mystik. Halle 1937

Maier, Anneliese: Zwischen Philosophie und Mechanik. Studien zur Naturphilosophie der Spätscholastik. Rom 1958

Maier, Michael: Atlanta fugiens. Oppenheim 1618

Manuel, Frank E.: The Religion of Isaac Newton. The Fremantle Lectures 1973. Oxford 1974

Martino, Ernesto de: Il mondo magico. Torino 1973

Mathias, P. (Ed.): Science and Society: 1600–1900. Cambridge 1972

Maurach, Gregor: Coelum Empyreum. Versuch einer Begriffsgeschichte (Boethius, 8). Wiesbaden 1968

Mead, Richard: De imperio solis ac lunae in corpora humana, et morbis inde oriundis. Londoni 1746 (1. Aufl. Leyden 1704)

Mittelstrass, Jürgen: Neuzeit und Aufklärung. Studien zur Entstehung der neuzeitlichen Wissenschaft und Philosophie. Berlin u. New York 1970

Müller, K., H. Schepers und W. Totok (Hrsg.): Magia Naturalis und die Entstehung der modernen Naturwissenschaften. In: Studia Leibnitiana, Sonderheft 7. Wiesbaden 1978

Müller-Jahncke, Wolf-Dieter: Magie als Wissenschaft im frühen 16. Jahrhundert. Die Beziehungen zwischen Magie, Medizin und Pharmazie im Werk des Agrippa von Nettesheim (1486–1535). Rer. Nat. Diss. Marburg 1973

Müller-Jahncke, Wolf-Dieter: Astrologisch-magische Theorie und Praxis in der Heilkunde der frühen Neuzeit. Habil.-Schrift. Marburg 1982

Müller-Jahncke, Wolf-Dieter: Von Ficino zu Agrippa. Der Magia-Begriff des Renaissance-Humanismus im Überblick. In: F. Zimmermann (Hrsg.): Epochen der Naturmystik. Berlin 1979, S. 24–51

Müller-Jahncke, Wolf-Dieter: Der Höhepunkt der Iatromathematik. Berichte zur Wissenschaftsgeschichte 4 (1981) 41–50

Multhauf, Robert: The Origins of Chemistry. London 1966

Nasse, Christian Friedrich: Die Aufgabe der Anthropologie. Zschr. f. d. Anthrop. 1 (1823) 1–29

Neumann, Moritz Ernst Adolph: Elemente der physiologischen Pathologie. Bonn 1834

Neumann, Karl Georg: Von den Krankheiten des Menschen. Allgemeiner Theil oder Allgemeine Pathologie. Berlin 1829

Neumann, Karl Georg: Von der Natur des Menschen. 2 Bde. Berlin 1815/1818

Nobis, Heribert M.: Der Abbau der mittelalterlichen Naturvorstellungen, ihre Ursachen und ihre wissenschaftsgeschichtlichen Folgen. Arch. Begriffsgesch. 13 (1969) 39–40

Nobis, Heribert M.: Werk und Wirkung von Copernicanus als Gegenstand der Wissenschaftsgeschichte. Sudhoffs Arch. 61 (1977) 118–143

Nowotny, Otto: Die Bedeutung der Astrologie für die Medizin und Pharmazie des 15. und 16. Jahrhunderts. Beiträge zur Geschichte der Pharmazie. 15 (1963) 17–20

Oetinger, Fr.: Die Theologie aus der Idee des Lebens abgeleitet. Stuttgart 1852 (Original Leipzig 1765)

Ohly, Friedrich: Typologische Figuren aus Natur und Mythus. In: Formen und Funktionen der Allegorie. Hrsg. W. Haug. Stuttgart 1979, S. 126–166

Pagel, Walter: Jo. Bapt. van Helmont. Einführung in die philosophische Medizin des Barock. Berlin 1930

Pagel, Walter: Das medizinische Weltbild des Paracelsus. Seine Zusammenhänge mit Neuplatonismus und Gnosis. Wiesbaden 1962

Pagel, Walter: Paracelsus als „Naturmystiker". In: F. Zimmermann (Hrsg.): Epochen der Naturmystik. Berlin 1979, S. 52–104

Pagel, Walter: The Paracelsian Elias Artista and the Alchemical Tradition. Med. hist. J. 16 (1981) 6–19

Pagel, Walter u. Marianne Winder: The Higher Elements and Prime Matter in Renaissance Naturalism and in Paracelsus. Ambix 21 (1974) 93–127

Pecker, Jean-Claude: L'astrologie et la science. Recherche 14 (1983) 118–128

Perrier, Théophile: La Médecine astrologique. Med. Diss. Lyon 1905

Peuckert, Will-Erich: Pansophie. Ein Versuch zur Geschichte der weißen und schwarzen Magie. Stuttgart 1936

Peuckert, Will-Erich: Astrologie (Geschichte der Geheimwissenschaften, 1). Stuttgart 1960

Peuckert, Will-Erich: Das Rosenkreuz. M. e. Einl. hrsg. v. Rolf Christian Zimmermann (Pansophia, 3). 2. Aufl. Berlin 1973

Pico della Mirandola: Disputationes adversus astrologiam divinatricem ad Oliverium Caraffam. Bologna 1495

Pico della Mirandola, Giovanni: Disputationes adversus astrologiam divinatricem libri XII. Ed. Eugenio Garin. 2 Vols. Florenz 1946–1952

Plessner, Martin: Die Stellung des Picatrix innerhalb der spanischen Kultur. IX. Congreso International de Historia de la Ciencia, Barcelona 1960, S. 312–324

Plessner, Martin: Vorsokratische Philosophie und griechische Alchemie in arabisch-lateinischer Überlieferung. Studien zu Text und Inhalt der Turba Philosophorum. Wiesbaden 1975

Ploss, Emil Ernst, Heinz Roosen-Runge, Heinrich Schipperges, Herwig Buntz: Alchemia. Ideologie und Technologie. München 1970

Puerto Sarmiento, Francisco Javier y Guillermo Folch Jou: Los manuscritos alquímicos seudolulianos conservados en la Biblioteca Nacional de Madrid. 227–242

Putscher, Marielene: Pneuma, Spiritus, Geist. Vorstellungen vom Lebensantrieb in ihren geschichtlichen Wandlungen. Wiesbaden 1973

Randall, John Herman jr.: The Development of Scientific Method in the School of Padua. Journal of the History of Ideas 1 (1940) 177–206

Rattansi, P. M.: Paracelsus and The Puritan Revolution. Ambix 11 (1963) 24–32

Rattansi, P. M.: Newton's Alchemical Studies. In: Allen G. Debus (Ed.): Science, Medicine and Society in the Renaissance. New York 1972. Vol. 2, p. 167–182

Reason, Experiment and Mysticism in the Scientific Revolution. Ed. Maria Luisa Righini-Bonelli and William R. Shea. New York 1975

Renthe-Fink, Leonhard von: Magisches und naturwissenschaftliches Denken in der Renaissance. Darmstadt 1933

Ribbert, Hugo: Die Lehren vom Wesen der Krankheiten in ihrer geschichtlichen Entwickelung. Bonn 1899

Ribbert, Hugo: Das Wesen der Krankheit. Bonn 1909

Rico, Francisco: El pequeño mundo del hombre. Madrid 1970

Riese, Walther: The Conception of Disease, its History, its Versions and its Nature. New York 1953

Ritter, Hellmut u. Martin Plessner (Hrsg.): „Picatrix". Das Ziel des Weisen von Pseudo-Maǧrīṭī. London 1962.

Rosenthal, Franz: Das Fortleben der Antike im Islam. Zürich, Stuttgart 1965

Rossi, Paolo: Nobility of Man and Plurality of Worlds. In: Allen G. Debus (Ed.): Science, Medicine and Society in the Renaissance. New York 1972, Vol. 2, p. 131–162

Rossi, Paolo: Tradizione ermetica e rivoluzione scientifica. Rivista die Filosofia 66 (1975) 20–56

Rothschuh, Karl Eduard: Das System der Physiologie von Jean Fernel (1542) und seine Wurzeln. In: Verhandlungen des XIX. Internationalen Kongresses für Geschichte der Medizin. Basel, New York 1966, S. 529–536

Rothschuh, Karl Eduard: Physiologie. Der Wandel ihrer Konzepte, Probleme und Methoden vom 16. bis 19. Jahrhundert. München 1968

Rothschuh, Karl Eduard: (Hrsg.): Was ist Krankheit? Erscheinung, Erklärung, Sinngebung. Darmstadt 1975

Rothschuh, Karl Eduard: Iatromagia. Hippokrates 46 (1975) 3–16

Rothschuh, Karl Eduard: Iatromagie. Begriff, Merkmale, Motive, Systematik. Opladen 1978

Rothschuh, Karl Eduard: Krankheitsvorstellung. Krankheitsbegriff, Krankheitskonzept. Metamed 1 (1977) 106–114

Rothschuh, Karl Eduard: Konzepte der Medizin in Vergangenheit und Gegenwart. Stuttgart 1978

Rothschuh, Karl Eduard: Die Konzeptualisierung der Medizin in Geschichte und Gegenwart. Acta historica Leopoldina, Nr. 13 (1980) 27–38

Rothschuh, Karl Eduard: Der Ausklang der wissenschaflichen Iatromagie. Berichte zur Wissenschaftsgeschichte 4 (1981) 51–60

Rothschuh, Karl Eduard: Zur Begrifflichkeit in der Pathologie. Pathology Research Practice 171 (1981) 22–32

Rudolph, Hartmut: Kosmosspekulationen und Trinitätslehre. Ein Beitrag zur Beziehung zwischen Weltbild und Theologie bei Paracelsus. In: Paracelsus in der Tradition (Salzburger Beiträge zur Paracelsusforschung, 21). Wien 1980, S. 32–47

Ruska, Julius: Tabula Smaragdina. Ein Beitrag zur Geschichte der Hermetischen Literatur. Heidelberg 1926

Ruska, Julius: Turba Philosophorum – Ein Beitrag zur Geschichte der Alchemie. Berlin 1931

Saxl, Fritz: Verzeichnis astrologischer und mythologischer illustrierter Handschriften des lateinischen Mittelalters. Bde. I/II. Sitzungsber. d. Heidelberger Akad. d. Wiss. Phil.-hist. Klasse 125/1925–1926. Heidelberg 1915–1927

Saxl, Fritz: Catalogue of Astrological and Mythological Illuminated Manuscripts of the Latin Middle Ages. III: Manuscripts in English Libraries (with Hans Meier), ed. by Harry Bober. London 1953

Schadewaldt, Hans: Das Verhältnis zur Krankheit im Wandel der Zeit. Wiener Med. Wschr. 130 (1980) 673–682

Schaefer, Hans: Die Medizin als Prototyp einer interdisziplinären Wissenschaft. Int. Jb. f. Interdisz. Forsch. 2 (1975) 199–223

Schelenz, Hermann: Geschichte der Pharmazie. Berlin 1904

Schelling, F. W. J.: Vorläufige Bezeichnung des Standpunktes der Medicin nach Grundsätzen der Naturphilosophie. In: Schelling Werke, Bd. 7, 1. Abth. Stuttgart 1860. S. 260–288

Schipperges, Heinrich: Magia et Scientia bei Paracelsus. Sudhoffs Archiv 60 (1976) 76–92

Schipperges, Heinrich: Die Schulen von Toledo in ihrer Bedeutung für die abendländische Wissenschaft. Marburger Sitzungsber. 82 (1960) 3–18

Schipperges, Heinrich: Einflüsse arabischer Wissenschaft auf die Entstehung der Universität. Nova Acta Leopoldina, N.F. 27 (1963) 201–212

Schipperges, Heinrich: Assimilation der arabischen Medizin durch das lateinische Mittelalter. Wiesbaden 1964

Schipperges, Heinrich: La medicina en el medioevo arabe. In: P. Laín Entralgo (Ed.): Historia Universal de la Medicina III. Barcelona 1972, S. 59–117

Schipperges, Heinrich: Arabische Medizin im lateinischen Mittelalter. (SB Heidelberger Akad. Wiss. Math.-Naturw. Kl. 2) Berlin, Heidelberg, New York 1976

Schipperges Heinrich: Vom Wesen des Arcanum im Weltbild des Paracelsus. In: Pharmazeutische Zeitung 125 (1980) 706–712

Schipperges Heinrich: Handschriftliche Funde zu den „verdrängten Wissenschaften“ in der frühen Neuzeit. Berichte zur Wissenschaftsgeschichte 4 (1981) 31–40

Schmieder, Karl Christoph: Geschichte der Alchemie. Hrsg. von Franz Strunz. München 1927

Schmitt, Wolfram: Magie und Mantik bei Hans Hartlieb (Salzburger Beiträge zur Paracelsusforschung, 6). Wien 1966

Schmitt, Wolfram: Zur Literatur der Geheimwissenschaften im späten Mittelalter. In: Fachprosaforschung. Acht Vortrage zur mittelalterlichen Artesliteratur. Berlin 1974, S. 167–183

Schneider, Wolfgang: Grundlagen für Paracelsus' Arzneitherapie. Sudhoffs Archiv 49 (1965) 28–36

Schneider, Wolfgang: Chemiatry and Iatrochemistry. In: Allen G. Debus (Ed.): Science, Medicine and Society in the Renaissance. New York 1972, p. 141–150

Schröder, Friedrich Joseph Wilhelm: Von der fysikalischen Theorie der Empfindungen, Schmerzen und schmerzstillenden Mittel. Quedlinburg 1764

Schütt, Hans-Werner: Von Grenzen und Zielen der Alchemie. Berichte zur Wissenschaftsgeschichte 5 (1982) 41–51

Schwerz, F.: Die Iatromathematik. Ciba Zschr. 53 (1938) 1819–1822

Secretum Secretorum: Nine English Versions. Ed. M. A. Manzalaoui. Oxford 1977

Sherlock, T. P.: The Chemical Work of Paracelsus. Ambix 3 (1948), S. 33–64

Shryock, R. H.: Die Entwicklung der modernen Medizin in ihrem Zusammenhang mit dem sozialen Aufbau und den Naturwissenschaften. 2. Aufl. Stuttgart 1947

Shumaker, Wayne: The Occult Science in the Renaissance. A Study in Intellectual Patterns. Berkeley, Los Angeles, London 1972

Siegmund, Georg: Der kranke Mensch. Medizinische Anthropologie. Fulda 1951

Simili, Alessandro: Astrologia, demonologia, pregiudizi terapeutici nella medicina legale e forense del Rinascimento. Minerva Medica 67 (1976) 3719–3737

Spence, Lewis: An Enceclopaedia of Occultism. A Compendium on the Occult Science. London 1920

Stark, Karl-Wilhelm: Ueber Individualität des Krankheitsprozesses. In: Wiss. Ann. ges. Heilkunde 31 (1835) 1–16

Stark, Karl-Wilhelm: Allgemeine Pathologie oder allgemeine Naturlehre der Krankheit. 2. Bde. Leipzig 1838, 2. verb. Aufl. Leipzig 1844/45

Stegemann, Viktor: Aus einem mittelalterlichen deutschen astronomisch-astrologischen Lehrbüchlein. Eine Untersuchung über Entstehung, Herkunft und Nachwirkung eines Kapitels über Planetenkinder (Prager Deutsche Studien, 52). Reichenberg 1944

Steinlein, Stephan: Astrologie und Heilkunde. Ein vorläufiger Beitrag zur Kenntnis der „Entstehung" der Syphilis vor der Entdeckung Amerikas. München 1912

Steinlein, Stephan: Astrologie, Sexual-Krankheiten und Aberglaube in ihrem inneren Zusammenhang. 2 Bde. München und Leipzig 1915

Strauß, Heinz-Artur: Der astrologische Gedanke in der deutschen Vergangenheit. München, Berlin 1926

Strauß, Heinz-Artur: Psychologie und astrologische Symbolik. Zürich 1953

Strauß-Kloebe, Sigrid: Das kosmopsychische Phänomen. Grundkonstellation und Psychodynamik. Olten, Freiburg i. Br. 1977

Ströker, Elisabeth: Denkwege der Chemie. Elemente ihrer Wissenschaftstheorie. Freiburg, München 1967

Ströker, Elisabeth: Theoriewandel in der Wissenschaftsgeschichte. Chemie im 18. Jahrhundert. Frankfurt 1982

Strube, Irene: Bilder chemischer Vergangenheit. Von den Anfängen der Chemie bis zur Erkenntnis des Verbrennungsprozesses. Leipzig, Jena 1960

Sudhoff, Karl: Bibliographia Paracelsica. Besprechung der unter Hohenheims Namen 1527–1893 erschienenen Druckschriften. Berlin 1894

Sudhoff, Karl: Paracelsus-Handschriften. Berlin 1898–1899

Sudhoff, Karl: Iatromathematiker vornehmlich im 15. und 16. Jahrhundert. Abhd. Gesch. Med. 2. Breslau 1902

Sudhoff, Karl: Zur Geschichte der Lehre von den kritischen Tagen. Wiener Medicinische Wochenschrift 52 (1902) 209–213; 272–275; 321–325 u. 371–374

Sudhoff, Karl: Hohenheim und die medizinische Astrologie. In: Verhandlungen der Gesellschaft Deutscher Naturforscher zu Breslau. Leipzig 1904, S. 78–79

Sudhoff, Karl: Aus der Frühgeschichte der Syphilis. Handschriften- und Inkunabelstudien, epidemiologische Untersuchung und kritische Gänge (Studien zur Geschichte der Medizin, 9). Leipzig 1912

Tannstetter, Georg: Artificium de applicatione Astrologiae ad Medicinam. Ed. Otto Brunfels. Straßburg 1531

Teich, M. u. R. Young (Eds.): Changing Perspectives in the History of Science. London 1973

Telle, Joachim: Kilian, Ottheinrich und Paracelsus. Heidelberger Jb. 18 (1974) 37–49

Telle, Joachim: Der Alchemist im Rosengarten. Euphorion 71 (1977) 283–305

Telle, Joachim: Mythologie und Alchemie. Beiträge zur Humanismusforschung 6 (1980) 135–154

Telle, Joachim: Alchemie. In: Theologische Realenzyklopädie II (1977) 199–227

Telle, Joachim: Geber. In: Verfasserlexikon 2 (1979) 1105–1109

Telle, Joachim: Sol und Luna. Literar- und alchemiegeschichtliche Studien zu einem altdeutschen Bildgedicht. Hürtgenwald 1980

Telle, Joachim: Manuscripta alchemica der Sammlung Mellon. Bemerkungen zum Katalog. Sudhoffs Archiv 65 (1981) 79–96

Theophrast von Hohenheim, gen. Paracelsus: Sämtliche Werke. 1. Abt.: Medizinische, naturwissenschaftliche und philosophische Schriften. Hrsg. Karl Sudhoff. Bde. 1–14. München, Berlin 1922–1933

Thomas, Peter: Die Astromedizin des Philosophen und Arztes Marsilio Ficino. Ein Beitrag zum medizinischen Denken im Zeitalter der Renaissance. Med. Diss. Münster 1970

Thorndike, Lynn: A History of Magic and Experimental Science. 8 Vols. New York, London 1923–1958

Torres Villaroel, Diego de: La Suma Medicine. Salamanca 1752

Tsouyopoulos, Nelly: Andreas Röschlaub und die Romantische Medizin. Die philosophischen Grundlagen der modernen Medizin. Stuttgart, New York 1982

Ullmann, Manfred: Die Natur- und Geheimwissenschaften im Islam. Handbuch der Orientalistik. Erg.-Bd. VI, 2. Leiden, Köln 1972

Ullmann, Manfred: Die Medizin im Islam. Leiden/Köln 1970

Vernet, Juan: Astrología y política en la Córdoba del siglo X. Rev. Inst. Estud. Islam. 25 (1970) 91–100

Virdung, Johannes: Novae medicinae Methodus curandi morbos ex mathematica sententia. Hagenau 1533

Virchow, Rudolf: Ueber die Einheitsbestrebungen in der wissenschaftlichen Medicin. Berlin 1849

Virchow, Rudolf: Die Medicinische Reform. Eine Wochenschrift. Berlin 1848/49

Virchow, Rudolf: Ueber die Standpunkte in der wissenschaftlichen Medicin. Arch. path. Anat. 1 (1847) 1–19

Virchow, Rudolf: Ueber die Heilkräfte des Organismus. Berlin 1875

Virchow, Rudolf: Gesammelte Abhandlungen aus dem Gebiet der öffentlichen Medizin und der Seuchenlehre. 2 Bde. Berlin 1879

Virchow, Rudolf: Die Stellung der Pathologie unter den biologischen Wissenschaften. Berliner klin. Wschr. 30 (1893) 321–324; 357–360

Virchow, Rudolf: Eröffnungsrede zur 59. Versammlung Deutscher Naturforscher und Aerzte in Berlin. In: Tageblatt der 59. Versammlung. Berlin 1886, S. 77–86

Volz, Robert: Medizinische Zustände und Forschungen im Reiche der Krankheiten. Pforzheim 1839

Wachsmuth, Bruno: Goethe und die Magie. Goethe 8 (1943) 98–115; 215–231

Walther, Philipp Franz: Physiologie des Menschen. Bd. 1. Landshut 1807

Westfall, Richard S.: Newton and the Hermetic Tradition. In: Allen G. Debus (Ed.): Science, Medicine and Society in the Renaissance. New York 1972, Vol. 2, p. 183–198

Weyer, Jost: Die Entwicklung der Chemie zu einer Wissenschaft zwischen 1540 und 1740. Ber. Wiss. Gesch. 1 (1978) 113–121

Weyer, Jost: Chemiegeschichtsschreibung von Wiegleb (1790) bis Partington (1970) (Arbor Scientiarum, Reihe A, 3). Hildesheim 1974

Wiegleb, Johann Christian: Historisch-kritische Untersuchung der Alchemie, oder der eingebildeten Goldmacherkunst. Weimar 1777

Wiegleb, Johann Christian: Geschichte des Wachsthums und der Erfindungen in der Chemie der neuern Zeit. Berlin, Stettin 1790

Wilkinson, Ronald Sterne: „Hermes Christianus": John Winthrop, Jr. and Chemical Medicine in Seventeenth Century New England. In: Allen G. Debus (Ed): Science, Medicine and Society in the Renaissance. New York 1972, p. 221–241

Winder, Marianne: A Bibliography of German Astrological Works printed between 1465 and 1600 with Locations of those extant in London Libraries. Annals of Science 22 (1966) 191–220

Yates, Frances Amelia: Aufklärung im Zeichen des Rosenkreuzes. Stuttgart 1975

Yates, Frances Amelia: Giordano Bruno and the Hermetic Tradition. London 1964

Yates, Frances Amelia: The Occult Philosophy in the Elizabethan Age. London, Boston, Henley 1979

Zanier, Giancarlo: La Medicina astrologica e la sua Teoria: Marsilio Ficino e i suoi Critici contemporanei (Università degli Studi di Trieste. Facultà di Lettere es Filosofia, 5). Rom 1977

Zimmermann, Rolf Christian: Das Weltbild des jungen Goethe. Studien zur hermetischen Tradition des deutschen 18. Jahrhunderts. Bd. 1: Elemente und Fundamente. München 1969

Zimmermann, Rolf Christian: Naturmystik. Versuch einer Einleitung. In: Epochen der Naturmystik. Hermetische Tradition im wissenschaftlichen Fortschritt. Hrsg. v. Antoine Faivre u. Rolf Christian Zimmermann. Berlin 1979, S. 9–23

Zinner, Ernst: Sternglaube und Sternforschung. Freiburg, München 1953

Zinner, Ernst: Deutsche und niederländische astronomische Instrumente des 11.–18. Jahrhunderts. 2. Aufl. München 1957

Zinner, Ernst: Geschichte und Bibliographie der astronomischen Literatur in Deutschland zur Zeit der Renaissance. 2. Aufl. Stuttgart 1964

Zintzen, Clemens: Die Wertung von Mystik und Magie in der neuplatonischen Philosophie. In: Die Philosophie des Neuplatonismus. Hrsg. v. Clemens Zintzen (Wege der Forschung, 186). Darmstadt 1977, S. 391–426